Rainer Wilhelm

Feldenkrais –
kurz & praktisch

Herausgegeben von Gabriele Wälder

Rainer Wilhelm

Feldenkrais –
kurz & praktisch

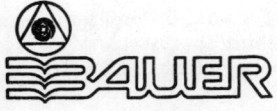

Verlag Hermann Bauer
Freiburg im Breisgau

Die Deutsche Bibliothek – CIP-Einheitsaufnahme

Wilhelm, Rainer:
Feldenkrais – kurz & praktisch / Rainer Wilhelm.
[Hrsg. von Gabriele Wälder]. –
Freiburg im Breisgau : Bauer, 1996
    (... – kurz & praktisch)
    ISBN 3-7626-1106-8

Die Reihe »... – kurz und praktisch« erscheint im
Verlag Hermann Bauer KG, Freiburg im Breisgau

Mit 60 Zeichnungen von Ito Joyoatmojo

1. Auflage 1996
ISBN 3-7626-1106-8
© 1996 by Verlag Hermann Bauer KG, Freiburg im Breisgau
Alle Rechte vorbehalten
Einband: Designagentur Peter Krafft, Freiburg im Breisgau
Satz: CSF · ComputerSatz GmbH, Freiburg im Breisgau
Druck und Bindung: Freiburger Graphische Betriebe,
Freiburg im Breisgau
Printed in Germany

Gedruckt auf chlorfrei gebleichtem Papier

Inhalt

3. Praxis

4. Anwendung der Feldenkrais-Methode

5. Für wen ist die Feldenkrais-Methode geeignet?

Hinweis

Die in diesem Buch beschriebenen Methoden und Techniken sind mit Sorgfalt zusammengestellt und lange erprobt. Dennoch übernehmen weder der Autor noch der Verlag die Verantwortung dafür, wie diese Techniken gebraucht werden. Bei Erkrankungen und Schmerzen ist das Hinzuziehen eines Arztes oder einer Ärztin in jedem Fall ratsam.

Bewegung ist Leben,
und die Qualität der Bewegung eines Menschen
zeigt auch
die Qualität seines Lebens.

Moshé Feldenkrais
1904–1984

Vorwort

Aufgeregt und erwartungsvoll stehe ich mit vielen anderen Menschen vor einem Gemeindesaal in Hamburg. Es ist ein kalter Wintertag im Februar 1980. Wir sind Teilnehmer und Teilnehmerinnen eines der ersten Feldenkrais-Kurse mit Franz Wurm in Deutschland. Obwohl ich pünktlich eingetroffen bin, kann ich mit meiner Decke nur einen der hintersten Plätze in dem großen Saal ergattern. Viele der etwa 60–70 unruhig wirkenden Teilnehmer und Teilnehmerinnen stehen herum und plaudern eifrig. Eine gespannte Atmosphäre! Die Stunde beginnt.

Schon am Ende der ersten Lektion hat sich die Stimmung völlig geändert. Ich schreite sanft an den Decken und Liegematten vorbei durch den Raum; aufgerichteter und freier empfinde ich mich jetzt, leicht geworden und mit einem durchdringenden Wohlgefühl. Ich entdecke, daß es den anderen ebenso ergangen ist. Ich begegne zahlreichen entspannten Gesichtern. Alle wirken offener und gelöster, ja, viel sympathischer als vorher. Friede und Harmonie breiten sich im Raum aus.

Was ist in dieser kurzen Zeit passiert? Welcher Zauber hat hier gewirkt? Viele Jahre später, in der angenehm warmen Turnhalle einer Schule, erlebe ich wieder einmal das Phänomen der schnellen Verwandlung. Vor mir die Teilnehmer und Teilnehmerinnen meines eigenen Feldenkrais-Kurses. Zu Beginn der ersten Lektion noch nervös hin- und herrutschend, verkrampft und skeptisch, sind sie jetzt, am Ende der ersten Stunde, wie verwandelt. In aufrechter Haltung, fast würdevoll gehen die Menschen durch den Raum; lächelnde, glänzende und freudige Gesichter mit wachen Augen kommen mir entgegen. Der Zauber hat wieder gewirkt. Was ist eigentlich geschehen?

Wiederum einige Jahre später halten Sie jetzt dieses Buch in Ihren Händen. Wollen Sie sich ebenfalls verändern? Besser fühlen? Leichter bewegen? Freier atmen? Mehr von Ihren Möglichkeiten ausnutzen? Schmerzen verringern oder gar ganz beseitigen und Unbehagen lösen? Jetzt ist für Sie die Gelegenheit da! Moshé Feldenkrais hat uns mit seiner Methode eine brillante Möglichkeit in die Hand gegeben, um solche Veränderungsprozesse zu bewirken, in den Alltag zu integrieren und uns dabei mehr und mehr zu entwickeln.

1. Einführung

Was ist die Feldenkrais-Methode?

*Nur wenn wir wissen, was wir tun,
können wir tun, was wir wollen.**

Die Feldenkrais-Methode ist ein Weg, um über das
Erforschen und Verändern unserer individuellen Be-
wegungs- und Verhaltensmuster Zugang zu unserem
inneren Wesen zu bekommen. Mit diesem Zugang zu
unserem Selbstbild und unserem Körperbild gelingt es
uns, grundlegende und dauerhafte Veränderungen in
allen Bereichen unseres Lebens zu erzielen.

Die Feldenkrais-Methode ist ein dynamischer Lernprozeß, ausgehend von der menschlichen Bewegung.
Jede unserer Bewegungen gibt uns eine Vielzahl an
Informationen. Diese Hinweise können wir beachten
und von ihnen lernen. Unsere Haltungen und Bewegungen werden spürbar, bewußter und damit verän-
derbar. Unsere individuelle Bewegung wird Ausgangspunkt für eine Entdeckungsreise zu uns und unserem Verhalten in bezug zu unserer Umwelt.

---

*   Zitiert nach Moshé Feldenkrais. Auch alle weiteren Zitate, die
    den Kapiteln vorangestellt sind, stammen von Moshé Felden-
    krais und sind verschiedensten Büchern und Kassetten ent-
    nommen (siehe Verzeichnis im Anhang).

Von wem stammt die Feldenkrais-Methode?

Ich bin kein Lehrer, der vermittelt, was er weiß,
an andere Menschen, die das noch nicht wissen.
Ich schaffe Bedingungen, in denen Menschen
herausfinden können, was sie brauchen, um ein
besseres Leben zu leben.

Der Begründer der Feldenkrais-Methode war der geniale israelische Physiker *Moshé Feldenkrais*. Eine eigene schwere Knieverletzung brachte ihn von seiner wissenschaftlich-physikalischen Laufbahn ab und motivierte ihn zur Erforschung von Biomechanik, Neurophysiologie und Verhaltenspsychologie.

Die konsequente Umsetzung seiner Erkenntnisse führte zunächst zu seiner eigenen Genesung. Vor dem Hintergrund dieser Erfahrung entwickelte Moshé Feldenkrais, mittels bewußter Bewegung, eine der differenziertesten Methoden, um auf ganzheitliche Weise körperliche und geistige Funktionen zu verbessern.

Worauf beruht die Feldenkrais-Methode?

> *Ein jeder bewegt sich, empfindet, denkt und*
> *spricht auf die ganz ihm eigentümliche Weise,*
> *dem Bild entsprechend, das er sich im Laufe*
> *seines Lebens von sich gebildet hat. Um die Art*
> *und Weise seines Tuns zu ändern, muß er das*
> *Bild von sich ändern, das er in sich trägt.*

Jeder handelt nach dem Bild, das er in sich trägt. Jeder Mensch lebt zum größten Teil nach dieser inneren Landkarte. Oft ist dieses Selbstbild – im Bereich der Haltung und Bewegung *Körperschema* genannt – jedoch unvollständig und verzerrt. Unseren Handlungen liegen deshalb meist unpassende und falsch eingesetzte Muster und Gewohnheiten zugrunde.

In der Feldenkrais-Methode erfahren die Teilnehmerinnen und Teilnehmer grundlegende individuelle Bewegungsmuster und Reaktionsweisen, sie experimentieren mit verschiedensten Möglichkeiten und Variationen und erweitern damit ihr Bewegungs- und Verhaltensrepertoire. Spielerisch leicht verbessert sich so das Körpergefühl, und das Körperschema wird deutlich erweitert. Je klarer und detaillierter diese innere Landkarte wird, um so flexibler und gelöster können wir uns bewegen.

Wie geht die Feldenkrais-Methode vor?

Ich möchte keine beweglichen Körper,
sondern bewegliche Gehirne!

Grundsätzlich gibt es zwei Techniken in der Feldenkrais-Methode:

1. Die Gruppenarbeit, »*Bewußtheit durch Bewegung*«, in der durch verbale Anweisungen Bewegungslektionen gegeben werden. Der Schüler erkundet nach den Vorschlägen des Lehrers seine eigenen Bewegungs- und Verhaltensmuster.

2. Der Einzelunterricht, »*Funktionale Integration*«, bei dem durch eine wortlose Be-Hand-lung körperliche Funktionen unter Anleitung des Lehrers erforscht, erweitert und verbessert werden.

Feines Führen am Körper und leichte Zug- und Druckgriffe vermitteln Impulse zur Entspannung, Bewegung und Atmung. Die Behandlung wird behutsam und völlig schmerzfrei ausgeführt, so daß alte Reaktionsmuster entdeckt und neue Zusammenhänge gefunden werden können. Durch die angenehmen und entspannenden Maßnahmen des Lehrers werden überflüssige Muskelspannungen abgebaut; die körperliche Flexibilität wird gesteigert, die Atmung wird frei und die Gelenke werden beweglicher.

Was bringt mir die Feldenkrais-Methode?

*Die wahre Bedeutung des organischen
Lernprozesses liegt nicht im Erreichen eines
endgültigen Zieles, sondern in der Tatsache,
daß der Person neue Möglichkeiten fürs Lernen
und zur Verbesserung eröffnet werden.*

Ergebnisse der Feldenkrais-Methode:

1. Verbesserte Wahrnehmung des eigenen Körpers und somit eine Erweiterung des Körperschemas.
2. Eine deutlich vergrößerte Bewußtheit der eigenen Verhaltensmuster.
3. Die Atmung wird vollständiger und anpassungsfähiger.
4. Die Haltung wird freier und aufrechter.
5. Bewegungen werden leichter, harmonischer und natürlicher.
6. Die Entspannungsfähigkeit des Körpers wird verbessert.
7. Die Koordination innerhalb des Körpers nimmt zu.
8. Spannungen und Dysfunktionen lösen sich auf.
9. Schmerzen werden verringert oder verschwinden vollständig.
10. Das körperliche und seelische Empfinden wird gesteigert.
11. Ein allgemeines und ganzheitliches Wohlbefinden stellt sich ein.

Was sagt man über die Feldenkrais-Methode?

»... von allem, was ich bisher gemacht habe, hat mir die Feldenkrais-Methode am deutlichsten gezeigt, welche Freiheit ich habe und wie ich diese nutzen kann.« (Kursteilnehmerin an einem Wochenende)

»... ist mir erst jetzt bewußt geworden, wie oft ich täglich meine Schultern verkrampfe.« (Hausfrau, nach Einzelbehandlung)

»... jetzt beginnt erst das eigentliche Lernen, und ich freue mich, daß ich mich noch weiterentwickeln kann und reifer werde.« (Hausfrau, im dritten Ausbildungsjahr zur Feldenkraislehrerin)

»... fast unglaublich, wie beweglich ich geworden bin.« (70jähriger Rentner)

»... so nebenbei habe ich meine Menstruationsbeschwerden in den Griff bekommen.« (Lehrerin, nach zwölf Einzelsitzungen)

»... ich bin frustriert, weil ich das nicht schon früher gelernt habe.« (40jähriger Kaufmann, nach Einzelbehandlung)

»... jetzt kann ich meinen ganzen Turnunterricht umstellen. Erschreckend, was wir bisher gemacht hatten.« (35jähriger Lehrer, nach acht Einzelbehandlungen)

»... Feldenkrais hat mein Leben verändert!« (28jährige Gymnastiklehrerin, jetzt ausgebildet in Feldenkrais)

»Die Methode von Dr. Moshé Feldenkrais wird von großem Vorteil für die Menschheit sein. Aus meiner eigenen Erfahrung weiß ich, welche erstaunlichen Ergebnisse erzielt werden können.« (Ben Gurion, erster Premierminister von Israel)

»Feldenkrais arbeitet nicht nur an den Muskeln, sondern verändert Dinge im Gehirn selbst.« (Karl Pribram, M. D. Gehirnforscher)

»Die Lektionen sind so einfach und so genial.« (Yehudi Menuhin, Violinist)

»Feldenkrais hat den Körper in seiner Bewegung mit einer Präzision studiert, die ich nirgends sonst gefunden habe. Er entwickelte hunderte von Lektionen von außerordentlichem Wert.« (Peter Brook, Theater- und Filmregisseur)

»Das ist die ausgefeilteste und effektivste Methode, die ich für die Prävention und auch für die Wiederherstellung von Funktionsmängeln gesehen habe. Wir verdammen Millionen von Menschen zu einer Verschlechterung im Alter, die nicht nötig wäre.« (Margaret Mead, Ph. D. Anthropologin)

»Eine der aufregendsten Entwicklungen im Bereich der Körper-Geist-Koordination ist die Feldenkrais-Methode.« (Elmer Green, Ph. D. Entwickler des Biofeedbacks)

. . . und was werden Sie sagen?

2. Grundlagen

Moshé Feldenkrais – vom hochqualifizierten Physiker zum genialen Forscher und Lehrer

Zum Verständnis der Werke von Wissenschaftlern und Wissenschaftlerinnen und Künstlern und Künstlerinnen helfen oft Einblicke in deren persönliche Lebensgeschichten.

Darum wollen wir auch hier zuerst das abwechslungsreiche Leben von Moshé Feldenkrais aufzeichnen, um so zu einem besseren Verständnis seiner Methode zu gelangen.

Moshé Feldenkrais wurde 1904 in Baranowitz/Slawuta in Rußland geboren. Schon mit 15 Jahren wanderte er in das damalige Palästina aus und arbeitete dort als Pionier. Später absolvierte er das Abitur, studierte Mathematik und verdiente dann seinen Lebensunterhalt fünf Jahre lang als Landvermesser und Kartograph. In dieser Zeit wuchs sein Interesse an der waffenlosen Selbstverteidigung – die dauernden Unruhen zwischen Arabern und Juden machten diese Kampfkunst sehr nützlich –, und 1929 erschien sein erstes Buch *Jiu Jitsu and Self-Defence* in hebräischer Sprache. Später ging Moshé Feldenkrais nach Paris, um dort Elektro- und Maschinentechnik zu studieren. Er schloß 1933 mit dem Ingenieur-Diplom ab und arbeitete dann im Labor von F. Joliot-Curie. Er begann Physik an der Sorbonne zu studieren, wo er schließlich promovierte. In Paris war es auch, wo Feldenkrais auf Professor Jigoro Kano, den Begründer des modernen Judo, traf und bei ihm lernte. Später – mit 32 Jahren – als einer der ersten Schwarzgurt-Träger in Europa, baute er den Judo-Club von Paris auf, unterrichtete dort und schrieb mehrere Bücher über Judo.

1940 flüchtete Feldenkrais vor den Nationalsozialisten nach England, wo er dann bei der britischen Admiralität weiterarbeitete.

Durch eine Reihe von Stürzen verschlechterte sich der Zustand seines Knies, das er sich in jüngeren Jahren beim Fußballspiel verletzt hatte. Ein Kreuzbandriß war zu der damaligen Zeit operativ schwer zu versorgen, und nach Auskunft des Arztes hätte das Knie dabei steif werden können. Moshé Feldenkrais verweigerte die Operation. Ein entscheidender Wechsel in seinem Leben begann.

Er beschäftigte sich intensiv mit Anatomie, Biomechanik und Verhaltensforschung und gewann so ein vertieftes Verständnis von den menschlichen Bewegungsfunktionen und deren Zusammenhängen mit Verhaltensweisen, psychischen und sozialen Faktoren. Er entdeckte, daß er oft wochenlang keine Probleme mit seinem Knie hatte und dann schlagartig wieder Schmerzen und Schwellungen bekam. Verhaltensbeobachtungen und viele kleine Experimente ließen in ihm die Erkenntnis reifen, daß er selbst, je nachdem wie er sein Knie im Alltag einsetzte, eine Verschlimmerung oder eine Verbesserung erreichen konnte. Er lernte, sein Knie auf eine neue Art und Weise zu gebrauchen, so daß er sich wieder problemlos bewegen konnte.

Wesentliche Erkenntnisse und Forschungsergebnisse faßte er zusammen und hielt 1943 provokative Vorträge vor einer Gruppe von Spitzenwissenschaftlern aus allen Gebieten, der »British Association of Scientific Workers«. Diese Vorträge wurden später in seinem Grundlagenwerk *Body and Mature Behaviour* gesammelt und 1949 veröffentlicht. Moshé Feldenkrais gab seine Erkenntnisse an andere Menschen weiter, und er behandelte Menschen mit den verschiedensten körperlichen Problemen und Leiden. 1947 gab Feldenkrais am Budokwai in London die ersten Gruppenkurse. Dort traf Franz Wurm auf ihn, der später die Bücher von Feldenkrais übersetzte und dessen Methode durch Radiosendungen in der Schweiz bekannt machte. 1949 verließ Moshé Feldenkrais England und ging nach Israel, um dort als Direktor der elektronischen Abteilung der Israelischen Wehrmacht weiterzuarbeiten. Gleichzeitig führte er seine Arbeit im Bereich der funktionellen Rehabilitation und des sensomotorischen Lernens fort, behandelte verletzte, behinderte und erkrankte Menschen und zeigte ihnen Lösungen zu ihren einzelnen Schwierigkeiten. Diese Techniken und Behandlungen nahmen einen immer größeren Raum in seinem Leben ein, so daß er beschloß, sich ganz diesem Gebiet zu widmen.

In Israel entwickelte er seine Einzelbehandlung – später *Funktionale Integration* genannt – gründlich weiter, und er gab in Tel Aviv regelmäßig Gruppenunterricht, später als *ATM – Awareness through Movement –* bezeichnet.

Jahrelang arbeitete Moshé Feldenkrais in einer kleinen Praxis in der Nachmani Street in Tel Aviv. Nach und nach wurde er bekannter und erreichte schließlich seinen Durchbruch, als er Ben Gurion, den bekannten israelischen Staatsmann, erfolgreich behandelte.

Feldenkrais' Arbeit wurde auch in Fachkreisen bekannt, und er wurde oft von Fachleuten aus anderen Gebieten besucht und bewundert. So stieß 1956 die Alexander-Lehrerin* Mia Segal zu ihm und wurde seine lebenslange Assistentin; als Ausbilderin seiner Methode verbreitet sie auch noch lange nach Feldenkrais' Tod seine Arbeit weiter.

1968 begann Feldenkrais, gedrängt von seinen Mitarbeiterinnen und Mitarbeitern, einen ersten Ausbildungskurs für seine Methode, und von diesen sogenannten »Senior-Teachers« – Mia Segal, Gaby Yaron, Yochanan Rywerant, Ruthy Alon und Chava Shelhav, um die wichtigsten zu nennen – bieten heute einige immer noch Kurse und Original-Ausbildungen in der Feldenkrais-Methode an.

---

* Alexandertechnik ist eine von dem australischen Schauspieler F. M. Alexander (1869–1955) begründete körperorientierte Pädagogik.

1972 erschien die überarbeitete Ausgabe seines Buches *Der aufrechte Gang* unter dem neuen Titel *Awareness through Movement*, zu deutsch: *Bewußtheit durch Bewegung*. Dieses wohl bekannteste Werk von Moshé Feldenkrais trug zur weiteren Verbreitung seines Rufs bei. Das Interesse an seiner Arbeit vergrößerte sich zunehmend. Kolmen Korentayer organisierte in den USA Kurse und Vorlesungen, und 1972 hielt Feldenkrais einen mehrwöchigen Kurs in Esalen, Berkeley, dem damaligen Mekka für angewandte Methoden aus der humanistischen Psychologie. Das große Echo veranlaßte Moshé Feldenkrais, diesen Kurs 1973 zu wiederholen und als Vorbereitung für einen eventuellen Ausbildungskurs anzubieten. Einer der ehemaligen Teilnehmer, Thomas Hanna, konnte für Moshé Feldenkrais im Humanistic Psychology Institut in San Francisco einen entscheidenden dreijährigen Ausbildungskurs organisieren, der 1975 – 1977 den Ruf von Moshé Feldenkrais als genialer Forscher und Lehrer auf dem Gebiet der funktionellen Rehabilitation stabilisierte und erweiterte. Nun wurden die Namen *Funktionale Integration* für die Einzelarbeit und *Bewußtheit durch Bewegung (ATM)* feste Begriffe und die Feldenkrais-Methode breitete sich rasch weiter aus.

1980 begann Moshé Feldenkrais einen weiteren Ausbildungskurs in Amherst, Massachusetts, den er jedoch nicht selbst beenden konnte. 1981 erlitt er in Zürich eine Gehirnblutung, wurde sofort operiert und später nach Israel gebracht, wo er sich aber nicht wieder ganz erholen konnte. Eine weitere Folge von Gehirnschlägen raubte ihm endgültig seine Energie. Er starb im Juli 1984.

Die Feldenkrais-Methode als dynamischer Lernprozeß

Moshé Feldenkrais sieht in der menschlichen Bewegung die Grundlage aller Handlungen und allen Verhaltens. Aufgrund der engen Verknüpfung der Bewegung mit dem Zentralnervensystem – man spricht vom sensomotorischem System – ergeben sich erstaunliche Einwirkungs- und Veränderungsmöglichkeiten. Über vielfältigste sensorische Stimulationen werden dem Zentralnervensystem neue, klarere Informationen vermittelt, um so über bewußtgemachte Situationen zu veränderten und flexibleren Bewegungs- und Handlungsmustern zu gelangen.

Nur wenn wir wahrnehmen, was wir wirklich tun, können wir etwas verändern.

Schauen wir das sensomotorische System einmal in schematischer Form an (siehe nebenstehende Grafik).

Die Informationen unserer Umwelt gelangen über unsere Wahrnehmungssysteme, unsere Sinne, zu der zentralen Verarbeitungsstelle, dem Gehirn. Von hier aus gelangen Handlungsimpulse, in Form von elektrischen Signalen, an das ausführende System, die Muskulatur. Gleichzeitig – und das ist das wichtige Prinzip der Rückkopplung – gelangen vielfältigste Informationen der ausführenden Organe an die Wahrnehmungsorgane und in das Zentralnervensystem. Wir wissen, was wir tun! Wir sehen, hören und spüren unser Verhalten! Diese sensorische Information, konsequent ausgenutzt, führt zu deutlich verbesserter Ausführung aller Handlungen. Versuchen Sie mal, mit geschlossenen Augen ein Bild zu malen oder mit verschlossenen Ohren ein Lied zu singen, und es wird klar, wie wichtig diese sinnesspezifischen Informationen sind.

Die größte Wichtigkeit jedoch besitzt unser Körperwahrnehmungssystem, unser kinästhetisches System. Moshé Feldenkrais hat die fundamentale Bedeutung dieser körperlichen Sensibilität erkannt und in den Vordergrund seines Erziehungsprozesses gestellt.

Nur wenn wir wahrnehmen, was wir wirklich tun, können wir etwas verändern. Dieser Satz ist eine Art Leitmotiv für ihn geworden, und wir erkennen darin den zentralen Ansatzpunkt: *Bewußtheit!* Bewußtheit in Be-

Der Mensch als informationsverarbeitendes Wesen

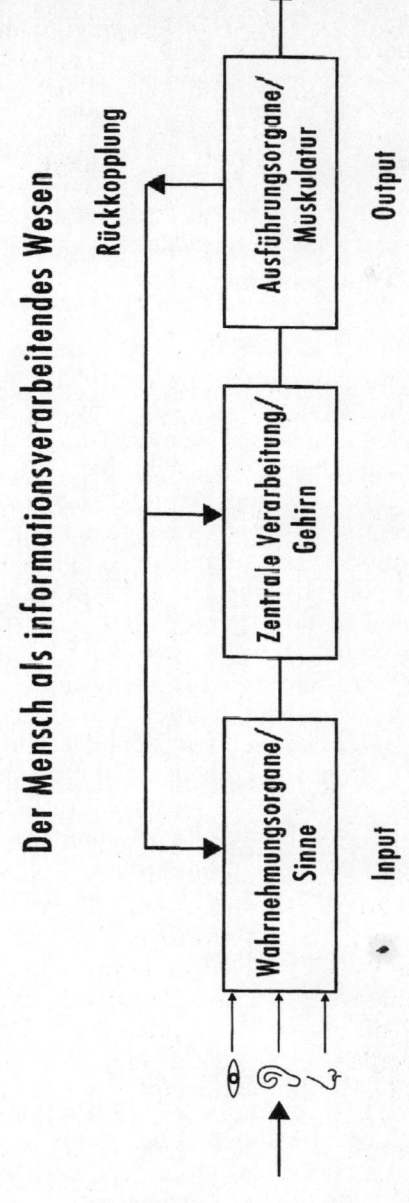

zug zu unserem Körper, unserer Umwelt und dem Weltgeschehen.

Widmen wir uns zuerst dem sensorischen Teil des sensomotorischen Systems. Insbesondere kümmern wir uns in der Feldenkrais-Methode um das kinästhetische System und dessen Wirkung.

Das kinästhetische System, oder Wie gut ist meine körperliche Wahrnehmung?

Unser subjektives Körperbild ist die Vorstellung vom eigenen Körper, so wie ihn die sensiblen Organe des kinästhetischen Systems, des Körperwahrnehmungssystems, melden. In jedem Moment ist also der ganze Körper mit sämtlichen Gelenkstellungen, Muskelspannungen, Bewegungen und Veränderungen im Gehirn repräsentiert (abgebildet). Wir haben alle in jedem Augenblick zumindest eine ungefähre Vorstellung davon, ob unser Körper gebeugt oder gestreckt ist, ob unsere Knie angewinkelt oder gerade sind oder ob unsere Hand offen oder zur Faust geballt ist. Ohne dieses Bewußtsein wäre eine sinnvolle Handlung nicht möglich. Wenn wir unseren Körper nur als unförmige Masse empfinden, können wir keine Handlung differenziert ausführen; wir können dann nur sehr unklar wahrnehmen, welche Anforderungen von der Umwelt an uns gestellt werden. Wenn wir dagegen unseren Körper genau und in allen Einzelheiten wahrnehmen, können wir differenziert und adäquat handeln. Wir können an kleinsten körperlichen Veränderungen sehr feine Nuancen unseres inneren und äußeren Lebens ablesen. Ein differenziertes Körperbewußtsein ist somit die Voraussetzung für funktionelles Bewegen, ökonomisches Handeln und ein Mittel zur Selbsterkenntnis in physischer und psychischer Hinsicht.

Können Sie jetzt im Moment zum Beispiel sagen,
– ob eine Schulter bei Ihnen höher steht?
– ob beide Füße den gleichen Bodenkontakt haben?
– zu welcher Seite Ihr Kopf geneigt ist?

– welcher Ellenbogen mehr gebeugt ist?
– welche Gesäßhälfte mehr belastet ist?

Vieles an unserem Körper läßt sich auch visuell feststellen. Wenn Sie die Augen aber schließen, ist einiges
weniger oder gar nicht mehr klar zu bestimmen. Wir
wollen einige Möglichkeiten aufzeigen, um die Ober-
flächen- und Tiefensensibilität des Körpers zu testen.
Es wird sich zeigen, daß sich vieles anders anfühlt, als
wir auf den ersten Blick sehen und denken, und daß
vieles in Wirklichkeit anders ist, als wir fühlen!

Wahrnehmungstests

Test 1: Wie breit ist Ihr Mund? Wie groß ist Ihr Kopf?

Distanzbestimmung von körperlichen Merkmalen.
Lesen Sie zuerst die Anweisungen gut durch, und führen Sie dann den Test mit geschlossenen Augen aus.

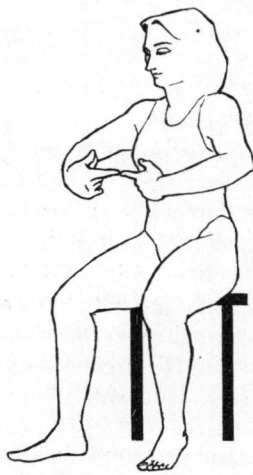

1. Strecken Sie beide Arme seitlich aus, und zeigen Sie
   mit den Zeigefingern nach rechts und links.
2. Führen Sie dann – bei geschlossenen Augen – beide

Zeigefinger so weit aufeinander zu, bis Sie den Abstand haben, den Sie auch als Abstand Ihrer beiden Mundwinkel schätzen. Sie deuten also mit den Zeigefingern an, wie breit Ihr Mund ist.

3. Öffnen Sie dann die Augen und kontrollieren Sie, wie gut Sie geschätzt haben. Viele von Ihnen werden erstaunt sein, zu sehen, wie weit sie danebenliegen.

4. Führen Sie die gleiche Testbewegung aus, und schätzen Sie wieder mit beiden Zeigefingern, wie groß, wie hoch Ihr Kopf also vom Kinn zum Scheitel ist.

5. Kontrollieren Sie dann wieder mit geöffneten Augen, wie nahe Sie dieses Mal gekommen sind.

6. Führen Sie noch einmal diese Testbewegung aus, dieses Mal zeigen Sie mit beiden Händen an, wie groß, wie tief Sie Ihren Brustkorb einschätzen, also die Strecke von den Wirbeln bis zum Brustbein (Durchmesser).

7. Kontrollieren Sie im Spiegel, wie gut Ihr Ergebnis ist.

Test 2: Wie gut ist meine Oberflächensensibilität? (Partnerübung)

Teil A: Buchstaben erkennen

1. Setzen Sie sich aufrecht auf einen Hocker oder einen Stuhl ohne Lehne.

2. Bitten Sie Ihren Partner oder Ihre Partnerin, mit dem Finger einen großen, beliebigen Buchstaben auf Ihren Rücken zu schreiben.

3. Spüren Sie, welcher Buchstabe es war!

4. Wenn Sie mehrere richtige Buchstaben erkannt haben, bitten Sie Ihren Partner bzw. Ihre Partnerin, diese Buchstaben allmählich immer kleiner zu schreiben.

5. Können Sie sie immer noch erkennen?

Teil B: Ein oder zwei Druckstellen?
(Zwei-Punkte-Diskriminierung)
1. Bitten Sie Ihren Partner oder Ihre Partnerin, mit
   einem oder mit zwei Fingern gleichzeitig an verschiedenen Stellen auf Ihrem Rücken zu drücken.
   Beim Druck mit zwei Fingern sollten diese anfangs
   einen Abstand von etwa fünf Zentimeter haben.

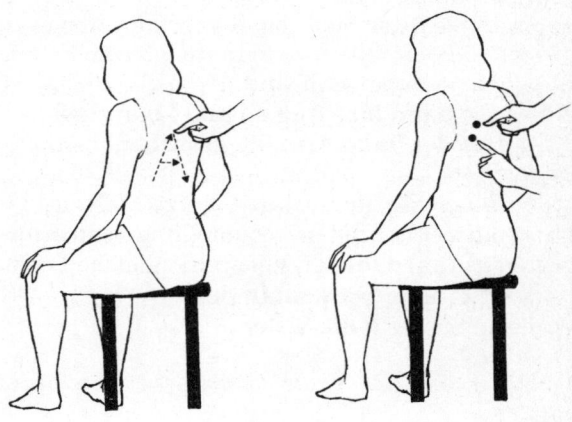

2. Können Sie bestimmen, wann Ihr Partner bzw. Ihre
   Partnerin einen oder zwei Finger benutzt? Wie groß
   muß der Abstand zwischen zwei Fingern sein, daß
   Sie tatsächlich zwei Druckstellen spüren? Sind Sie
   an verschiedenen Stellen des Rückens unterschiedlich sensibel?
3. Lassen Sie diese Tests auch an den Armen, Beinen
   oder Händen ausführen. Gibt es Stellen, die unterschiedlich deutlich wahrnehmen?

Test 3: Wie genau ist meine Tiefensensibilität? (Partnerübung)

Teil A: Die Lageempfindung

1. Setzen Sie sich bequem auf einen Stuhl, oder legen Sie sich auf den Rücken.
2. Schließen Sie Ihre Augen.
3. Bitten Sie Ihren Partner bzw. Ihre Partnerin, Ihren rechten Arm zu fassen und diesen in eine bestimmte Stellung zu bringen.
4. Erspüren Sie diese Stellung des rechten Armes und bringen Sie den linken Arm in die gleiche Position, so daß Sie symmetrisch sind.
5. Öffnen Sie dann Ihre Augen, und kontrollieren Sie, wie genau der linke Arm die gesuchte Position gefunden hat.
6. Wiederholen Sie diese Übung einige Male, und lassen Sie immer kompliziertere Stellungen ausführen.
7. Gelingt es Ihnen immer, genau die gleiche Position mit dem anderen Arm zu finden?
8. Wechseln Sie auch die Seite.

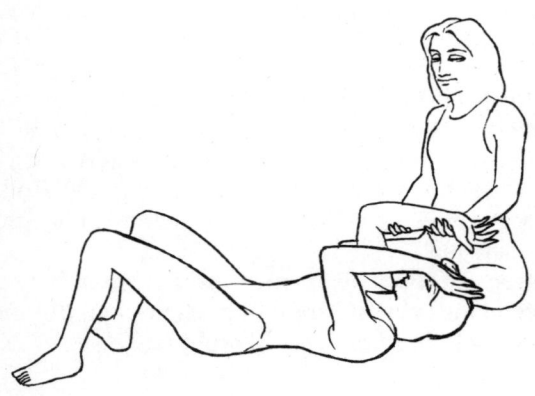

Teil B: Die Bewegungsempfindung

1. Lassen Sie Ihren Partner oder Ihre Partnerin wieder Ihren rechten Arm fassen und den Arm langsam bewegen. Gleichmäßige, stetige Bewegungen!

2. Erspüren Sie diese Bewegungen und führen Sie Ihren linken Arm in den gleichen Bewegungen mit. Simultan, gleichartig, gleich schnell!

3. Wie genau können Sie Ihren linken Arm mitbewegen? Wie sicher können Sie die geführten Bewegungen erkennen? Wie exakt können Sie diese nachvollziehen?

Exkurs 1

Die menschlichen Wahrnehmungssysteme
unter besonderer Berücksichtigung
des kinästhetischen Systems

System/Sinn	Organ/Rezeptor	Funktion
1. Visuell	Auge	Licht/Farbe
2. Akustisch	Ohr	Schallwellen
3. Olfaktorisch	Nase	Gerüche
4. Gustatorisch	Mund, Zunge	Geschmack
5. Kinästhetisch		
a) Tastsinn	Haut (Mechanorezeptoren)	Berührung, Druck, Temperatur, Vibration
b) Gleichgewichtssinn	Labyrinth (Innenohr)	Gleichgewichts- und Positionsveränderungen, Beschleunigung
c) Tiefensensibilität (kinästhetischer Sinn)	Rezeptoren in Muskeln, Gelenken, Sehnen, Bändern	Stellung, Bewegung, Kraft

Lernen und Veränderung

Die Art, wie wir denken, fühlen, uns bewegen, wie wir uns verhalten, ist gelernt und als Muster in uns verankert. Denken Sie an eine typische Geste von sich selbst oder von Freundinnen und Freunden. Sie erkennen sicher gute Bekannte schon von weitem an ihrem Gang, und Sie ersehen aus einem Brief wahrscheinlich sofort die typische Handschrift eines Arbeitskollegen oder von Ihren Eltern. Solche Muster und Gewohnheiten bestimmen weitgehend unser Leben.

Versuch 1
Verschränken Sie einmal Ihre Arme. Beachten Sie nun, welcher Arm oben ist. Wechseln Sie nun Ihre Arme. Fühlt sich das nicht anders, unvertrauter an?

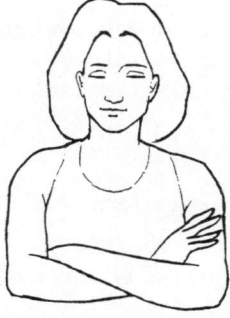 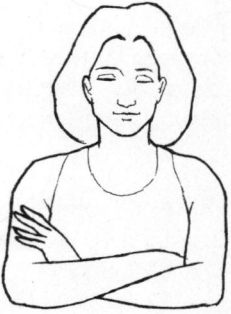

Oft sind solche Muster ganz leicht zu verändern, wie in obigem Beispiel. Etwas Aufmerksamkeit ist allerdings nötig. Manchmal sind unsere Gewohnheiten jedoch so ausgeprägt, daß es einigen Aufwand bedarf, um diese zu verändern. Viele solcher Gewohnheiten und Muster sind uns gar nicht bewußt. Verhaltensweisen, die wir vor langer Zeit gelernt haben, sind so automatisiert, daß wir sie fast unbewußt ausführen, um freie Kapazitäten für andere Dinge zu haben.

33

Wenn wir jedoch mit bestimmten Handlungsmustern unzufrieden sind, ist es nötig, diese wieder
bewußt zu machen, um sie verändern zu können.

Versuch 2
Falten Sie ganz rasch Ihre Hände. Beobachten Sie, welcher Daumen oben ist. Wechseln Sie jetzt die Stellung
so, daß der andere Daumen nach oben kommt und daß
alle Finger diesem Wechsel folgen. Wie fühlt sich diese
veränderte Haltung an?

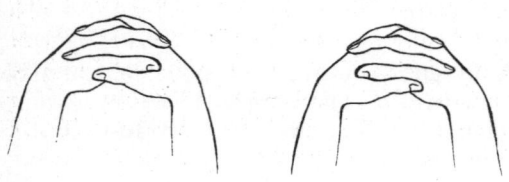

Sicher bemerken Sie schon bei diesem banalen Beispiel
einen kleinen Unterschied. Wie groß wird die Veränderung dann bei wesentlichen Handlungs- und Bewe-
gungsgewohnheiten sein?

Die Ausgangssituation: Wir müssen lernen . . .

Das menschliche Gehirn ist wohl die komplizierteste
Struktur im ganzen Universum. Milliarden von Ge-
hirnzellen befinden sich auf kleinstem Raum. Im Ge-
gensatz zu den meisten Tieren ist diese Struktur bei der
Geburt noch weitgehend unentwickelt. Unsere Ner-
venzellen müssen sich erst im Laufe der Zeit verknüp-
fen und Funktionszentren aufbauen, technisch gesprochen: programmieren.

Ein junges Fohlen wird wenige Minuten nach der
Geburt bei der Mutter stehen und saugen. Ein mensch-
liches Wesen braucht fast zwölf Monate, um zum Stehen zu kommen. Der tierische Instinkt erlaubt den
Tieren schon in den ersten Lebenstagen eine weitge-

hende Selbständigkeit. Die schwach ausgeprägten, rudimentär vorhandenen Instinkte und das unfertige Gehirn beim Menschen erfordern hingegen eine jahrelange Entwicklungszeit. In dieser Zeit ist es möglich, sich grundlegend verschiedene Verhaltensmuster anzueignen, eine von Hunderten von Sprachen zu sprechen und eine enorme Anzahl von Fertigkeiten zu erwerben. Dieses Lernen ist von unserer biologischen, sozialen und kulturellen Umgebung abhängig. Die biologische »Unfertigkeit« des Gehirns und die Abhängigkeit der individuellen Entwicklung des Kleinkindes von der Erziehung ist eine der großen Neuerungen in der Evolutionsgeschichte. Diese Neuerung beinhaltet die große Chance, vielfältigste Fähigkeiten zu entwickeln, und erlaubt dem Menschen, in fast jeder Umgebung, vom Nordpol bis zur Wüste, zu überleben, aber sie bringt auch große Probleme mit sich.

Das Dilemma: Wir sollten lernen . . .

Die individuelle Erziehung wird bestimmt durch die vorherrschenden Werte der Gesellschaft. Wir werden geformt nach den Vorstellungen unserer Eltern, Lehrer und unserer Umwelt und eignen uns entsprechende Maßstäbe und Verhaltensmuster an. Die Erziehung formt den Menschen!

Sind Sie zufrieden mit dem, was aus Ihnen geformt wurde?

Der richtungsbestimmende Erziehungsprozeß, selbst wenn er ideal verlaufen könnte, ist immer eine Einengung, ein Festlegen und ein Kanalisieren unserer möglichen Fähigkeiten, auf ein relativ kleines Ausmaß. Da der Erziehungsprozeß außerdem durch seine Dauer und seine Komplexität sehr störanfällig ist, bleibt für viele Menschen das Ergebnis ihrer eigenen Erziehung sehr unbefriedigend. Sicher kennen Sie Sätze, wie
– Du bleibst immer ein Versager!
– Streng dich endlich einmal an, sonst wirst du nichts!

– Beiß die Zähne zusammen!
– Gib bloß nicht nach!
oder auch nur
– Bleib endlich ruhig sitzen!
– Halte dich gerade!
– Mach nicht so schnell schlapp!

Das ursprünglich organische Lernen des Kleinkindes, im eigenen Rhythmus und in spielerischer und erforschender Weise, wird oft genug erschwert durch gut gemeinte elterliche Erziehungsmaßnahmen. Belohnungen und Strafen tun das übrige, um ein natürliches Lernen einzuschränken. All diese Kindheitserfahrungen haben in irgendeiner Form unseren Körper geprägt.

Viele der heutigen Therapiemethoden sehen in der Behandlung und Aufarbeitung dieser »frühkindlichen Störungen« den Ansatz zur Heilung. Bei jeder Auseinandersetzung mit unserer Erziehung sollten wir uns aber vor Augen halten, daß es sich dabei zunächst um Vergangenheitsbewältigung handelt. Wichtig für unsere Gegenwart ist jedoch, wie wir jetzt denken, empfinden und handeln.

Frage: Wer entscheidet jetzt über Ihre Gedanken, über Ihre Gefühle und über Ihr Verhalten?

Der Ausweg: Wir können lernen . . .

Alles Veränderliche im Menschen soll genutzt werden, um Veränderung zu fördern.

Moshé Feldenkrais sieht den Menschen als Produkt von Vererbung, Erziehung und Selbsterziehung. Während die beiden ersten Komponenten von uns selbst nur wenig beeinflußbar sind, hängt die Selbsterziehung vom eigenen Willen ab. Diese Selbstentwicklung bedeutet, eigenverantwortlich zu leben, in jeder Situation und in jeder Hinsicht.

In diesem Reifungsprozeß können vergangene Erfahrungen, die in der Abhängigkeitsperiode der Erziehung entstanden sind, analysiert und zu neuen Mustern geformt werden, die der Gegenwart und dem momentanen körperlichen Zustand besser entsprechen. Wir können aufhören, nach alten Verhaltens- und Bewegungsmustern zu handeln, und wir können uns neue, befriedigendere Reaktionsmöglichkeiten aneignen.

Wir können die Erfahrung der Vergangenheit nutzen, um in der Gegenwart eine Grundlage für eine freudige Zukunft zu schaffen. Wir können die Vergangenheit nicht verändern, wohl aber unsere Einstellung dazu. Wir können eine Neubewertung vornehmen und anders mit dem Geschehenen umgehen.

Das Ziel: Wir wollen lernen ...

Moshé Feldenkrais führt den Menschen zu seiner Individualität. Er sieht sich nicht als Lehrer, der anderen sein Wissen beibringt. Für Feldenkrais besteht seine Arbeit im Erschaffen von Bedingungen, in denen der Schüler lernen kann, seine eigenen Muster zu entdekken, seine Grenzen zu erweitern und die Qualität seines Handelns zu verbessern.

Nicht *was* wir tun, sondern *wie* ist wesentlich für unsere Persönlichkeit. Nur wenn wir wahrnehmen, *wie* wir dieses oder jenes tun, haben wir überhaupt die Möglichkeit, unser Handeln zu verändern. Das bedeutet: Wir gewinnen eine freie Wahl! Wenn wir keine Alternative haben, handeln wir zwangsläufig. Die Feldenkrais-Methode ermöglicht uns eine neue Art des Lernens, ein Lernen, das die Möglichkeit bietet, *frei zu wählen*. Nur wenn uns mehrere Möglichkeiten zur Auswahl stehen, können wir in ähnlichen, aber unterschiedlichen Situationen verschieden und angemessen reagieren.

Lernziel: Flexibilität und Handlungsvielfalt

Lernen muß mindestens drei Alternativen ergeben, so wird das Ergebnis erst effektiv. Wer nur eine Wahl hat, befindet sich auf der untersten Stufe der Freiheit: etwas zu tun oder nicht zu tun. Erst bei drei Möglichkeiten beginnt die freie Wahl.

Allgemeines Ziel ist es, ein Potential der vielfältigsten Verhaltens- und Bewegungsmuster zur Verfügung zu haben, diese Muster frei auszuwählen und dann, je nach Bedarf und Entscheidung, einzusetzen.

Experiment
1. Nehmen Sie drei gleichartige Trinkgläser.
2. Füllen Sie Wasser in diese Gläser.
   - Glas A: halbvoll.
   - Glas B: so voll wie möglich.
   - Glas C: nur ganz wenig Wasser.
3. Trinken Sie nun nacheinander aus jedem Glas einen Schluck.
4. Beobachten Sie sich, wie Sie bei jedem Glas eine völlig unterschiedliche Bewegung ausführen müssen.

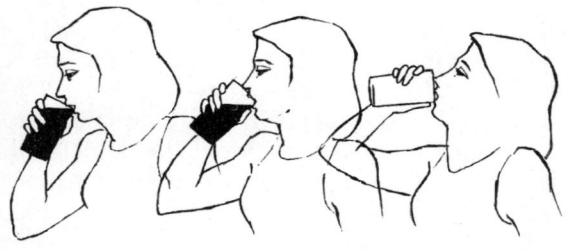

Achten Sie vor allem auf: Bewegung und Bewegungsrichtung Ihres Armes, Trinkansatz und Bewegung des Kopfes, Zeitablauf und Empfindung der Aktion.

Variation 1
Lassen Sie eine andere Person trinken, und beobachten
Sie dabei die unterschiedlichen Bewegungsmuster.

Sie erkennen sicher, daß für jede Aufgabe eine andere
Ausführung erforderlich ist.

Variation 2
Übertragen Sie einmal das Bewegungsmuster bei Glas
A auf Glas C! Was fällt Ihnen auf? Oder übernehmen
Sie das Bewegungsmuster von Glas C bei Glas B! Jetzt
ist Ihnen ganz sicher was aufgefallen. Denn wenn Sie
es exakt ausgeführt haben, sind Sie naß geworden!

Wir sehen an diesem einfachen Beispiel, wie unendlich
spezifisch die Bewegung gesteuert wird, und sei es
auch nur in einer alltäglichen Handlung wie beim Trinken. Je reichhaltiger, komplizierter und vielfältiger
Ihre Umgebung ist, um so anspruchsvoller wird Ihr
Handlungs- und Reaktionsvermögen werden müssen,
um in der komplexen Umwelt bestehen zu können.

Exkurs 2

Kriterien der optimalen Bewegung

Die optimale Bewegung zeigt sich in einem harmonischen Zusammenwirken von Struktur (Bewegungsapparat, Nervensystem), Funktion (Aktivierung der Muskulatur) und Leistung (auszuführende Handlung).

Eine Verbesserung zu einer optimalen, harmonischen Bewegung muß auf mehreren Ebenen stattfinden:
– in der Bewegungsqualität;
– in der Bewegungsquantität, dem Bewegungsausmaß;
– in der Harmonie und Koordination zwischen allen Körperteilen;
– in der Ganzheitlichkeit, der Mitbeteiligung des ganzen Körpers;
– in der inneren Haltung, das heißt, die Bewegung soll als natürliche Handlung und nicht als Übung erfolgen.

Zusammenfassend können wir sagen, daß es sich dann um eine harmonische Bewegung handelt, wenn jede Bewegung im passenden Augenblick, mit der optimalen Geschwindigkeit und mit einem adäquaten Maß an Kraft ausgeführt wird.

Folgende Kennzeichen charakterisieren eine optimale und harmonische Bewegung:

1. Jede Bewegung kann an jeder Stelle angehalten und umgekehrt werden (Reversibilität).
2. Jede Bewegung wird mit einem Minimum an Energieaufwand ausgeführt.
3. Eine Bewegung kann jederzeit und überall, mit einem Minimum an vorausgehender körperlicher Vorbereitung, erfolgen.

4. Eine Bewegung kann nach jeder beliebigen Richtung hin, mit einem Maximum an Gelöstheit und Schnelligkeit, ausgeführt werden.
5. Die optimale Bewegung resultiert immer aus einem rhythmischen Abwechseln von Spannung und Entspannung.
6. Die einzelnen Körperteile erfahren ein Minimum an natürlicher Abnutzung.
7. Es entsteht ein subjektiver Eindruck von Leichtigkeit.

Die Lernsituation

Die menschliche Bewegung ist der Ausgangspunkt

Das Nervensystem und der Bewegungsapparat sind aufs engste miteinander verknüpft. Jede Aktivität des Nervensystems zeigt sich in der Muskulatur und jeder körperliche Zustand, jede Gelenkstellung und jede Muskelspannung wird zum Gehirn gemeldet. Unser muskuläres System und das Nervensystem sind wie die zwei Seiten einer Münze. Wir sprechen vom sensomotorischen System.

Diese Einheit von Nerven- und Muskelsystem erlaubt uns einerseits, aus dem muskulären Zustand den inneren Zustand des Nervensystems zu erkennen, und andererseits über den Körper, die Muskeln und die Gelenke, das zentrale Nervensystem und seine Funktionen zu beeinflussen.

Experiment 1
Erkennen von inneren Zuständen
(Partnerübung)

1. Fordern Sie Ihre Partnerin oder Ihren Partner auf, an ein negatives, schreckliches Erlebnis zu denken.
2. Beobachten Sie sie bzw. ihn und stellen Sie fest, wie sich Gesicht, Mimik, Aussehen und Verhalten verändern. Achten Sie auch auf Kleinigkeiten, wie Faltenbildung, Mundwinkelstellung, Muskelspannung in den Gesichtsmuskeln, Hautfarbe, Augenstellung, Blick etc.

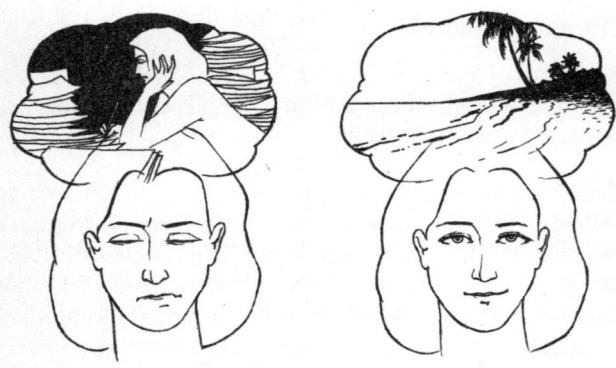

3. Fordern Sie jetzt Ihre Partnerin bzw. Ihren Partner auf, an ein positives, freudiges Erlebnis zu denken.
4. Beobachten Sie wieder, wie sich das innere Erleben Ihrer Partnerin oder Ihres Partners im Äußeren zeigt. Schauen Sie auch wieder auf Kleinigkeiten, z. B. Lippenspannung und -stellung, Hautfarbe oder Augenweite. Vielleicht beobachten Sie auch eine Veränderung in der Atmung?

Und nun der Clou!

5. Lassen Sie Ihre Partnerin oder Ihren Partner bestimmen, an was sie oder er gerade denken will. Fordern Sie Ihr Gegenüber dazu auf, sich möglichst intensiv darauf zu konzentrieren, ohne Ihnen den Inhalt mitzuteilen.
6. Sicher können Sie nun durch Beobachtung herausfinden, was im Inneren Ihrer Partnerin oder Ihres Partners vor sich geht.

Mit etwas Übung läßt sich ziemlich gut feststellen, was im Nervensystem von anderen Menschen passiert. Der muskuläre Zustand ist der äußerlich sichtbare Zustand des Nervensystems. Jeder Gedanke und jedes Gefühl, so sagt Moshé Feldenkrais, findet seinen Ausdruck in der Bewegung – seien es nun große Muskelbewegungen, ausgelöst durch Wut oder Angst, oder seien es kleinste Veränderungen der Pupille, verursacht durch einen vorüberziehenden Gedanken.

Experiment 2
Beeinflussung von inneren Zuständen
1. Setzen Sie sich zusammengesunken auf einen Stuhl, lassen Sie die Schultern nach vorne hängen, ziehen Sie den Nacken etwas zusammen, und lassen Sie

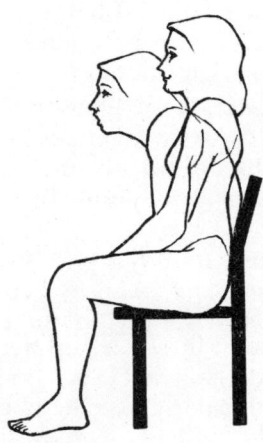

den Kiefer locker und die Mundwinkel nach unten sinken. Bleiben Sie nun mindestens zwei Minuten so sitzen. Beobachten Sie dann, wie Sie sich fühlen. Achten Sie darauf, welche Gedanken Ihnen in den Sinn kommen.

2. Richten Sie sich jetzt auf, nehmen Sie die Schultern etwas zurück, heben Sie den Kopf leicht nach oben und ziehen Sie die Mundwinkel hoch. Bleiben Sie auch in dieser Stellung ungefähr zwei Minuten sitzen. Beobachten Sie, wie Sie sich fühlen. Achten Sie wieder darauf, welche Gedanken Ihnen durch den Kopf gehen. Sicher können Sie einen Unterschied fühlen. Die äußerliche Veränderung hatte eine innerliche Veränderung zur Folge.

Es ist klar dabei geworden, daß wir verschiedene Möglichkeiten haben, um auf die *sensomotorische Einheit* *»Mensch«* Einfluß zu nehmen.

Weil Moshé Feldenkrais in der Auseinandersetzung mit seinem verletzten Knie so viele Erkenntnisse über seine eigenen Bewegungen gewonnen hatte und
- weil unsere Bewegungen den Zustand des Nervensystems widerspiegeln,
- weil jede Muskeltätigkeit Bewegung ist,
- weil die Qualität von Bewegungen von außen am leichtesten zu erkennen ist,
- weil unser Nervensystem vorwiegend mit Bewegung beschäftigt ist,
- weil Bewegung die Grundlage der Bewußtheit ist,
- weil wir durch Bewegung mehr Erfahrung bekommen
- und weil Sinnesempfindungen und Denken auf Bewegung beruhen,

stellte sich für Moshé Feldenkrais Bewegung als das ausschlaggebende Mittel dar, um tiefgreifende Veränderungen im menschlichen Leben, in körperlicher, geistiger und emotionaler Hinsicht, zu ermöglichen.

Als sich Moshé Feldenkrais selbst kuriert hatte und mit seinem verletzten Knie wieder laufen konnte, hatte sich sein Erfolg schnell herumgesprochen, und er wurde des öfteren von Kollegen und Bekannten um Rat gebeten.

Der nächste Schritt war also, eine Methodik zu entwickeln, um anderen Menschen in ihren Bewegungsmustern gewisse Abläufe und Verbindungen aufzuzeigen und ihnen dadurch verbesserte Bewegungen zu ermöglichen.

So entstanden die zwei wesentlichen Techniken der Feldenkrais-Methode:

1. Die Gruppenarbeit – *Bewußtheit durch Bewegung* (oder ATM – Awareness through Movement).
2. Die Einzelbehandlung – *Funktionale Integration* (oder abgekürzt F. I.).

Beide Techniken stellen letztlich die gleiche Methode dar. In der ersten Technik – ATM – erfolgen einfach die Bewegungsvorschläge und Hinweise verbal im Rahmen einer Gruppe. In der zweiten Technik – F. I. – erfolgt eine wortlose Be-Hand-lung der einzelnen Person.

Bewußtheit durch Bewegung

> *Wenn wir nicht wissen, was wir tun, können wir nicht tun, was wir wollen.*

»*Legen Sie sich bequem auf den Rücken, und spüren Sie, wie Sie liegen, achten Sie auf die Auflagefläche Ihrer Fersen, Ihrer Unterschenkel, Ihrer Knie.*«

So, oder ähnlich, könnte eine Gruppenstunde der Feldenkrais-Methode beginnen. Es findet eine Art Bestandsaufnahme des Körpers auf dem Boden statt. Um eine spätere Veränderung zu realisieren, ist es notwendig, zuerst zu spüren, wie der momentane Zustand des Körpers ist. Zusätzlich werden bei diesem systematischen Spüren unnötige Spannungen entdeckt und gelöst.

»*Jetzt stellen Sie das rechte Bein auf, auf die Fußsohle, lassen Sie das rechte Knie nun langsam etwas nach rechts sinken, und führen Sie es wieder zur Mitte zurück.*«

Oft wird mit kleinsten, feinen Bewegungen begonnen. Entscheidend ist nicht die Bewegung selbst, sondern die Art der Ausführung. Anstrengung ist verpönt und muß vermieden werden. Je leichter die Bewegung, um so intensiver wird diese empfunden.

»*Spüren Sie die Veränderung im Fuß? Nehmen Sie Bewegung im Becken, im Hüftgelenk wahr? Was ist noch an der Bewegung beteiligt?*«

Durch viele Fragen bleibt unsere Aufmerksamkeit bei der Bewegung und den Begleitumständen der Bewegung. Allmählich erkennen wir, daß es nicht nur eine isolierte kleine Bewegung ist, sondern daß der ganze Körper beteiligt ist. Störende Einzelbewegungen im Körper werden entdeckt und können beseitigt werden. Alle Teile des Körpers organisieren sich so, daß die Grundbewegung optimal ausgeführt werden kann.

Wir sprechen dann von *Integration*. Es gibt keine überflüssigen Spannungen und Bewegungen mehr. Die Ausgangsbewegung wird nun deutlich leichter, weicher und harmonischer.

»*Legen Sie sich wieder bequem auf den Rücken, beobachten Sie, wie Sie jetzt liegen, was hat sich im Verhältnis zum Anfang der Übung verändert? Wie fühlen Sie sich jetzt?*«

Der Aufbau einer Feldenkrais-Lektion erfolgt immer so, daß eine deutliche Veränderung eintreten kann. Innerhalb einer Gruppenstunde verbessern sich, bei entsprechender Aufmerksamkeit, körperliche Funktionen, Atmung, Haltung und allgemeines körperliches und seelisches Wohlbefinden.

Funktionale Integration

Mit einem kleinen Experiment können wir die Situation nachvollziehen, in der sich Moshé Feldenkrais befand, als er einem anderen Menschen Bewegungsabläufe vermitteln wollte.

Experiment
Vermitteln eines Bewegungsablaufes
(Partnerarbeit)
1. Denken Sie sich einen kleinen und kurzen Bewegungsablauf aus, wie zum Beispiel
   – das Heben eines Gegenstandes vom Tisch,
   – das pantomimische Spielen eines Musikinstrumentes
   – oder auch nur das Heben eines Armes auf bestimmte Weise.
2. Führen Sie diese Bewegung aus, ohne daß es Ihre Partnerin oder Ihr Partner sieht.
3. Vermitteln Sie nun Ihrer Partnerin oder Ihrem Partner auf verschiedenen Ebenen diesen Bewegungsablauf,
   a) indem Sie rein verbal beschreiben, wie er/sie sich bewegen soll.
   b) Zeigen Sie jetzt den Bewegungsablauf. Und fordern Sie zur Nachahmung auf.
   c) Führen Sie schließlich Ihre Partnerin oder Ihren Partner wortlos zu dieser Bewegung, indem Sie beide Hände benutzen und in gutem Körperkontakt zu Ihrer Partnerin bzw. Ihrem Partner stehen.

Auswertung:

Wie sind Sie mit dem Ergebnis zufrieden?
Welche Variante ist Ihnen am leichtesten gefallen?
Welche hat am längsten gedauert?
Welcher Kommunikationsstil entspricht Ihnen am meisten?
Was war neu für Sie?

Fragen Sie Ihre Partnerin bzw. Ihren Partner, wie er/sie die einzelnen Anweisungen empfunden hat und wie diese ausgewertet werden konnten.

Was fiel am leichtesten?

Ist er bzw. sie zufrieden mit dem Ergebnis, der exakten Ausführung des Bewegungsmusters?

Wie vertraut ist diese Bewegung geworden?

Was war neu?

Haben Sie gespürt, ob Ihr Gegenüber Ihrer Bewegung folgen konnte? Oder mußten Sie sie/ihn in eine bestimmte Richtung regelrecht ziehen?

Wie war Ihr Gefühl beim Lehren und wie fühlte sich Ihre Partnerin oder Ihr Partner beim Belehrtwerden?

Das Vermitteln von Bewegungen kann also auf verschiedenen Kommunikationsebenen stattfinden. Gerade bei körperlichen Problemen ist die direkteste Art, das Lehren durch Be-Hand-eln, auch die effektivste Methode. Wenige Einzelbehandlungen bringen oft erstaunliche Klarheit in unser Bewegungsverhalten und unsere Gewohnheiten.

3. Praxis

Acht Basis-Lektionen zum Spüren, Erforschen
und Genießen

*Die Lektionen versuchen, dich mit dir selbst
bekannt zu machen, so wie du gerade bist, und
dir dann Wege zu zeigen, um dich zu verändern,
etwas besser zu machen, wenn du willst.*

Vorbemerkungen zur praktischen Arbeit

1. Schaffen Sie sich eine ruhige Atmosphäre in einem
   Raum, der warm genug ist und so viel Platz hat, daß
   Sie sich bequem auf den Fußboden legen können
   und Platz nach allen Seiten haben.
2. Benutzen Sie eine Decke oder eine nicht zu weiche
   Matte als Unterlage.
3. Bequeme Kleidung ist von Vorteil. Ein Trainings-
   oder Jogginganzug wäre gut, aber natürlich auch
   alle anderen Kleidungsstücke, in denen Sie sich frei
   bewegen können.
4. Reservieren Sie sich etwa eine Stunde Zeit, und sor-
   gen Sie dafür, daß Sie nicht gestört werden.
5. Warten Sie nach dem Essen mindestens eine Stunde.
   Mit vollem Magen könnte es eher unangenehm
   werden.
6. Nehmen Sie sich, wenn möglich, auch nach der Lektion noch etwas Zeit, um die Veränderungen wirken
   zu lassen. Für manche Menschen ist die Zeit vor
   dem Schlafengehen die beste Übungszeit. Die er-
   zielte Entspannung und die ausgeglichene Körper-
   lage bewirken meist einen ruhigen und erholsamen
   Schlaf.

Methodische Hinweise zu den Lektionen

1. Führen Sie jede Bewegung langsam aus
Die Aufmerksamkeit ist auf die Bewegung selbst, nicht auf das Ziel, zu richten. Die Entdeckung von überflüssigen Spannungen ist wichtig. Im Vordergrund steht der Lerneffekt.

Nur wenn Sie die Bewegungen sehr langsam ausführen, haben Sie Zeit und Gelegenheit, wahrzunehmen, was alles in den Bewegungen enthalten ist. Viele der Bewegungen können Ihnen sehr unvertraut scheinen, und nur bei langsamer Ausführung haben Sie die Gelegenheit, sich allmählich an die neuen Situationen zu gewöhnen.

2. Wiederholen Sie die angegebenen Bewegungen einige Male
Nur so lassen sich nach und nach die vielen Details entdecken, die selbst in ganz einfach erscheinenden Bewegungen stecken. Oft sind zehn bis zwanzig Wiederholungen nötig.

3. Legen Sie genügend Pausen ein
Jede einzelne Bewegung ist ein in sich abgeschlossener Ablauf. Ein klarer Wechsel von Spannung und Entspannung wird angestrebt. Durch genügend Pausen wird die Unterscheidungsfähigkeit vergrößert und Ermüdung verhindert.

4. Streben Sie leichte, sanfte Bewegungen an
Unser Nervensystem lernt am besten durch angenehme, lustvolle Empfindungen. Geschmeidige, ökonomische Bewegungen verhindern außerdem Verschleiß und Zerstörung von Bändern, Sehnen und Gelenken.

5. Achten Sie auf angenehme Empfindungen
Die Atmung wird frei und leicht. Die Wirkung der Bewegung wird optimal, und Flexibilität und Entspannungsfähigkeit nehmen zu.

6. Vermeiden Sie Anstrengung, Leistungsdenken und Zielstrebigkeit

Legen Sie alte Leistungsmuster ab! Ziel ist es nicht, etwas zu leisten, sondern etwas zu verbessern.

7. Lassen Sie sich Zeit, und genießen Sie die Bewegungen

Vielen Menschen ist die Fähigkeit des spielerischen Handelns, des bewußten Wahrnehmens und Erlebens der körperlichen Bewegung und des aufmerksamen Experimentierens mit Variationen von Bewegungen leider schon lange verlorengegangen. Finden Sie wieder zurück zur leistungs- und zielunabhängigen Bewegungsausführung, und erleben Sie wieder Ihre natürliche und harmonische Bewegung!

8. Achten Sie vor allem auf das »WIE« der Ausführung, und stellen Sie das Ziel, das »WAS«, in den Hintergrund

9. Übernehmen Sie die Verantwortung für Ihren Körper, Ihr Wohlbefinden und für die Qualität Ihres Lebens

Sie selbst entscheiden, wie Sie sich bewegen und wie Sie leben. Denn Leben bedeutet Bewegung. Eignen Sie sich einen neuen Lern- und Lebensstil an.

10. Ein Tip zum Schluß

Am besten wäre es, Sie könnten sich die Anweisungen zu den Lektionen vorlesen lassen. So hätten Sie die Möglichkeit, sich voll auf die Bewegungen zu konzentrieren. Vielleicht besitzen Sie auch einen Kassettenrecorder? Dann könnten Sie sich selbst die Anweisungen vorher auf Band sprechen und anschließend danach üben. Wenn Sie jedoch nur direkt mit dem Buch üben können, dann lesen Sie einfach jeden Abschnitt der Anweisungen einzeln durch, und führen Sie danach die jeweilige Bewegung aus.

Lektion 1

Körperwahrnehmung – eine erste Bestandsaufnahme

> ...um zu lernen, braucht man Zeit,
> Aufmerksamkeit und Unterscheidungs-
> vermögen...

In der folgenden Lektion werden wir unsere Körperwahrnehmung aktivieren und Unterschiede in der sensorischen Information unseres Körpers und der Umgebung beachten lernen. Dieser Ablauf ist häufig, in ähnlicher Form, in anderen Lektionen zu finden, und deshalb ist es nützlich, den Prozeß öfters zu wiederholen, um allmählich immer klarere und verfeinerte Wahrnehmungen zu ermöglichen. Sie werden merken, wie die Beobachtung nach und nach vertrauter wird und Sie Ihren Körper immer deutlicher spüren. Ihre Entspannungsfähigkeit nimmt zu, und Ihr muskuläres Gleichgewicht wird besser.

Teil 1
Körperwahrnehmung im Bodenkontakt

Legen Sie sich bequem auf den Rücken. Strecken Sie die Beine aus, und legen Sie die Arme neben sich auf den Boden. Beachten Sie nun, wie Sie liegen.

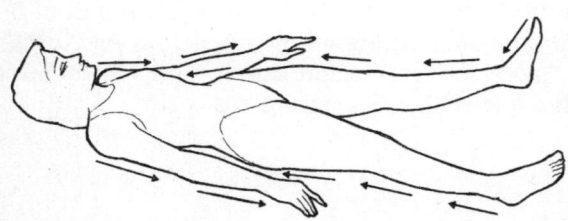

1. Spüren Sie zuerst die Auflage Ihrer *Fersen*.

   > Haben beide den gleichen Bodenkontakt?
   > An welcher Stelle liegen die Fersen auf? Genau
   > auf der Rückseite, mehr innen oder außen, beide
   > Fersen gleich oder unterschiedlich?

2. Achten Sie dann auf die Auflage Ihrer *Waden*.

   > Wie deutlich liegen diese auf dem Boden auf?
   > Besteht ein Unterschied zwischen rechts und
   > links? Wie lang und wie breit empfinden Sie
   > Ihre Waden am Boden?

3. Wandern Sie mit Ihrer Aufmerksamkeit weiter in
   den Bereich der *Knie und Kniekehlen*.

   > Liegen Ihre Kniekehlen auf dem Boden?
   > Oder ist da eine Brücke? Rechts anders als links?
   > Wie groß ist der Abstand zum Boden?

4. Beobachten Sie den Bereich der *Oberschenkel*.

   > Wie gut ist hier der Bodenkontakt?
   > Liegt ein Oberschenkel vielleicht mehr auf der
   > Außenseite als der andere?
   > Gibt es Stellen, die Sie nicht so klar spüren?

5. Nehmen Sie sich das Gebiet von *Gesäß und Kreuz*
   vor.

   > Sind Ihre Pobacken gleichmäßig auf dem Bo-
   > den?
   > Welche Form hat der Abdruck der Gesäßhälften
   > auf dem Boden?
   > Wie groß empfinden Sie Ihr Gesäß?
   > Liegen Sie symmetrisch?
   > Wie ist der Bodenkontakt im Kreuzbereich?

Meistens werden das Kreuzbein und Teile der Lendenwirbelsäule mehr oder weniger in der Luft gehalten. Spüren Sie genau nach, wie groß dieser Bereich ist.

> Wie lang ist diese Lücke?
> Wie hoch ist diese Brücke?
> Und wo spüren Sie wieder den Bodenkontakt?
> Können Sie Unterschiede zwischen rechts und links erkennen?

6. Verfolgen Sie Ihre *Wirbelsäule* aufwärts.

> Welche Stellen spüren Sie deutlich?
> Sind einzelne Wirbel klar wahrzunehmen?
> Was können Sie von Ihren unteren Rippen spüren?
> Wie ist es rechts, wie links?

7. Achten Sie auf Ihren *Brustkorb* im hinteren Bereich.

> Wie deutlich empfinden Sie hier den Bodenkontakt?
> Können Sie vielleicht einzelne Rippen spüren?
> Spüren Sie Ihre Schulterblätter oder Teile davon?
> Welche Bereiche der Schulterblätter liegen rechts, welche links besser auf?
> Wie ist der Bereich zwischen den Schulterblättern wahrnehmbar?
> Verläuft die Brustwirbelsäule genau in der Mitte zwischen Ihren Schulterblättern, oder empfinden Sie hier eine Asymmetrie?

8. Achten Sie jetzt auf den Bereich der *Schultern*, des *Nackens* und der *Oberarme*.

> Liegt der Nacken auf dem Boden?
> Oder wie hoch ist die Lücke?

> Wie breit liegen Ihre Schultern auf?
> Ist der Bodenkontakt zwischen Schultern und
> Oberarmen durchgehend?

9. Achten Sie auf die Lage Ihres *Kopfes*.

> Liegt er in der Mitte?
> Wie groß ist seine Auflagefläche?

10. Lenken Sie jetzt Ihre Aufmerksamkeit auf Ihre
    Arme.

> Liegen beide Arme gleich?
> Sind die Oberarme und Ellenbogen am Boden
> zu spüren?
> Wie weit liegen die Arme vom Rumpf entfernt?
> Beide Arme gleich?
> Wie ist der Kontakt Ihrer Unterarme mit dem
> Boden?
> Wie liegen Ihre Hände? Mit dem Handrücken,
> der Handfläche oder sogar mit der Handkante
> auf dem Boden?
> Welche Teile der Hände und Finger berühren
> den Boden?

11. Machen Sie sich nun klar, wie der *Gesamtkontakt
    Ihres Körpers mit dem Boden* ist.
    Machen Sie sich bewußt, welchen Abdruck Ihr Kör-
    per auf einem Sandstrand hinterlassen würde, oder
    stellen Sie sich einfach vor, Sie wären mit Farbe
    angemalt und würden sich anschließend auf ein
    weißes Blatt Papier legen. Wie würde der Abdruck
    Ihres Körpers aussehen?
    Stehen Sie dann ganz langsam vom Boden auf. Blei-
    ben Sie kurz stehen, und spüren Sie nach, wie Sie
    sich jetzt fühlen.

> Was ist anders als vorher?

Erinnern Sie sich, wie Sie auf dem Boden lagen, und schraffieren Sie dann in der folgenden Skizze Ihren Körperabdruck. Überall dort, wo Sie deutlichen Bodenkontakt gespürt haben, können Sie besonders dicht schraffieren.

Betrachten Sie dann Ihr Bild. Das ist eine Momentaufnahme. Wenn Sie zu einem späteren Zeitpunkt diese Lektion noch einmal machen, werden Sie sicher große Veränderungen feststellen können.

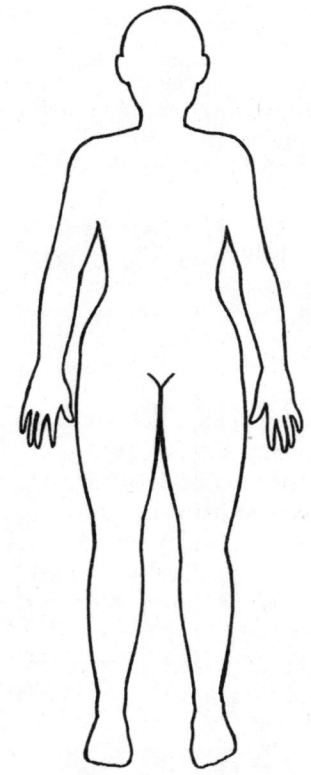

Arbeitsblatt zum Zeichnen Ihrer Auflagefläche

Teil 2
Körperwahrnehmung durch Längenempfindungen

Beginnen Sie wie im Teil 1 mit den verschiedenen Auflageempfindungen. Bleiben Sie dann aber nach der Wahrnehmung Ihrer Gesamtauflage noch liegen.

12. Spüren Sie jetzt die Länge Ihres rechten Armes, von der Schulter über den Ellenbogen zur Hand und bis zu den Fingerspitzen. Verfolgen Sie diese Länge, und schätzen Sie, wie lange der Arm ist.

13. Beobachten Sie den linken Arm, und verfolgen Sie dessen Länge.

> Sind die Arme unterschiedlich lang?
> Empfinden Sie beide Arme gleich gerade oder gekrümmt?

14. Verfolgen Sie jetzt die Länge Ihres rechten Beines, von dem Hüftgelenk aus, wo auch immer Sie dieses vermuten, über das Knie bis zum Fuß und zu den Zehen.

15. Beobachten Sie nun das linke Bein, und verfolgen Sie auf die gleiche Weise dessen Länge.

> Wie empfinden Sie den Verlauf Ihrer Beine?
> Erscheint Ihnen ein Bein länger?
> Ist ein Bein mehr abgespreizt als das andere?

16. Konzentrieren Sie sich nun auf Ihre Wirbelsäule. Gehen Sie langsam mit Ihrer Aufmerksamkeit vom Steißbein übers Kreuzbein zur Lendenwirbelsäule, durchwandern Sie Ihre fünf Lendenwirbel; gehen Sie weiter zur Brustwirbelsäule mit ihren zwölf

Wirbeln, und gelangen Sie dann zur Halswirbelsäule und deren sieben Wirbel, bis Sie zuletzt zum
Schädel kommen.

Können Sie die Wirbelsäule in ihrer ganzen
Länge spüren?
Wie lange erscheint sie Ihnen?
Empfinden Sie Ihre Wirbelsäule gerade oder ge-
krümmt?
Assoziieren Sie mit Ihrer Wirbelsäule eher einen
Stock oder eine flexible Kette mit einzelnen Glie-
dern?

17. Vergleichen Sie nun die einzelnen Linien im Körper, und verfolgen Sie wieder deren Verlauf.

Was erscheint Ihnen länger:
Die Linie vom rechten Bein oder die vom linken
Arm?
Die Linie vom linken Bein oder die vom rechten
Arm?
Die Linie der Wirbelsäule oder die vom rechten
Arm?
Die Linie der Wirbelsäule oder die Linie vom
linken Arm?
Die Linie der Wirbelsäule verglichen mit dem
linken bzw. dem rechten Bein?

18. Stellen Sie sich nun alle Linien gleichzeitig vor.
Sicher erinnern Sie sich an die Strichfiguren von
Kinderzeichnungen. Sehen Sie sich selbst als
Strichfigur (siehe nebenstehende Zeichnung).

Wie symmetrisch ist diese Figur?
Wie sind die Proportionen dieser Figur?
Könnten Sie sich so zeichnen?

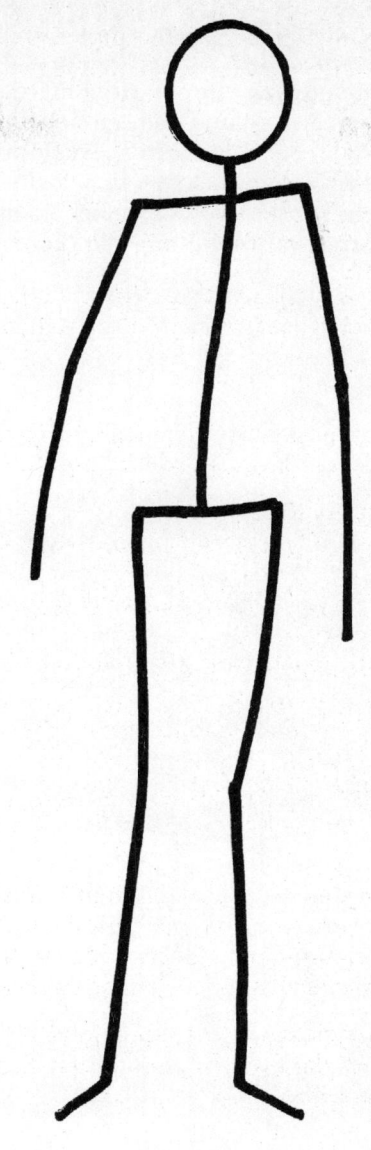

Beispiel einer Lage- und Längenempfindung

Auch hier können Sie natürlich eine kleine Skizze anfertigen. Oder Sie halten sich noch einmal den imaginären Gesamteindruck Ihres Strichmännchens oder -weibchens vor Augen und merken sich diesen bis zum nächsten Mal. Bei häufigerer Ausführung dieser Übung werden Sie überrascht sein, wie unterschiedlich die Figur sein kann, d. h. wie verschieden Ihr Körper und Ihre Körperwahrnehmung sein können.

Lektion 2

Die Befreiung der Atmung

Aufmerksamkeit zeigt dem bewußten Menschen nicht nur, was er tut, sie befreit ihn auch von seiner starken Abhängigkeit von unbewußten Prozessen.

Eine der elementarsten menschlichen Funktionen ist die Atmung. Sie ist untrennbar mit allen Tätigkeiten des Lebens verbunden. Die Atmung ist ein Ausdruck unseres inneren Wesens. Die Art unseres Denkens, Fühlens und Handelns hat einen großen Einfluß auf den Ablauf unserer momentanen Atemfunktion. Die Atmung ist vielfältigen Einflüssen unterworfen, und es dürfte leicht verständlich sein, daß es keine grundsätzlich »richtige« Atmung geben kann. Ob wir stehen, gehen, laufen, singen, uns konzentrieren oder etwas genießen, ob wir uns entspannen, uns aufregen oder uns einfach ausruhen, immer läuft unsere Atmung anders ab. Unsere Atmung sollte sich flexibel und reaktionsfähig an die wechselnden Ansprüche im täglichen Leben anpassen können. Die meisten Menschen haben ihr vielfältiges Repertoire der Atmung eingeschränkt und sich durch unbewußte Begrenzungen und gelernte Muster eine unflexible, unzureichende Atemform angewöhnt.

Wir wollen nach und nach unsere Atmung befreien, um das vielfältige Spiel der Atemfunktion und die Dynamik der Atemmechanik wiederherzustellen. Angestrebt wird eine flexible und anpassungsfähige Atmung.

1. Setzen Sie sich auf einen Stuhl oder Sessel, und machen Sie es sich bequem.

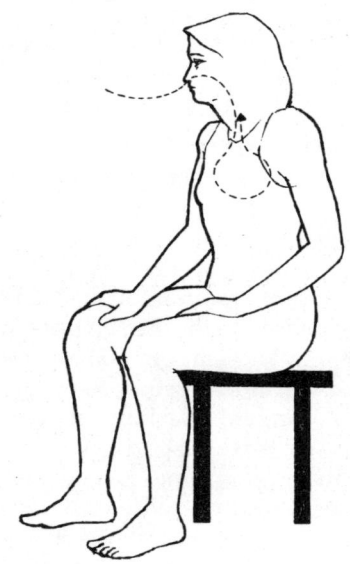

Zu Beginn möchte ich Ihnen eine etwas provoka-tive Frage stellen: »*Atmen Sie eigentlich?*« »*Natür-lich*«, werden Sie entrüstet sagen, »sonst könnte ich ja gar nicht leben.«

Natürlich? Woher wissen Sie das? Rein logisch ist die Situation klar, aber . . . *Wie* wissen Sie von Ihrer Atmung? *Was* spüren Sie eigentlich davon? Neh-men Sie sich einen Moment Zeit, um die Frage noch einmal nachzuvollziehen und die Antwort reifen zu lassen.

Es ist ein Unterschied, ob wir etwas logisch nach-vollziehen können, durchdenken wollen, von Erin-nerungen zehren oder ob wir bewußt in der Gegen-wart leben und hier eine direkte, sinnesspezifische Empfindung haben.

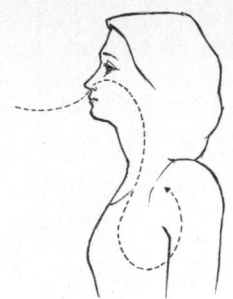

Was also spüren Sie von Ihrer Atmung?
Den kühlen Luftstrom in der Nase beim Ein-
atmen?
Den wärmeren Luftstrom in der Nase oder im
Mund beim Ausatmen?
Ein blasendes, ziehendes oder sogar pfeifendes
Geräusch?
Oder spüren Sie eine Bewegung im Bauch, im
Brustkorb, in den Seiten oder vielleicht auch im
Rücken?

Beachten Sie jetzt besonders die Bewegungen Ihres
Körpers, wie klein sie auch immer sein mögen, bei
der Ein- und Ausatmung.

Welche Stellen im Bauch bewegen sich?
Gibt es eine Bewegung im Brustkorb, wenn ja, wo
genau?
Wie weit breitet sich Ihre Atmung im Körper aus?
Wo bewegt sich, Ihrem Gefühl nach, gar nichts?
Wie frei kann die Atmung in Ihrem Körper
fließen?
Was bewegt sich zuallererst beim Einatmen?
Was bewegt sich zuerst, wenn Sie ausatmen?

Es mag ungewohnt sein, die Atmung nur zu beobachten, ohne sie zu beeinflussen, ja, es ist fast unmöglich. Lassen Sie es einfach zu. Ziel sollte es sein,

nur wahrzunehmen und vorläufig gar nichts bewußt an der Atmung zu verändern. Allein die Aufmerksamkeit auf die Atmung zu richten, bringt schon viele erstaunliche Verbesserungen.

> Wie ist Ihre Atmung jetzt im Moment?
> Welche Phase ist länger, die Ein- oder die Ausatmung?
> Was erscheint Ihnen angenehmer?
> Gibt es eine Pause zwischen der Ein- und der Ausatmung?
> Gibt es eine Pause zwischen der Aus- und Einatmung?

Erlauben Sie einfach Ihrer Atmung, frei zu fließen! Beobachten Sie sie lediglich. Lernen Sie Ihre Atmung kennen. Bleiben Sie noch eine Weile in dieser ruhigen, zulassenden Aufmerksamkeit.

2. Legen Sie sich jetzt auf den *Rücken*. Die Arme rechts und links neben dem Körper, die Füße aufgestellt, d. h. die Beine angewinkelt. Suchen Sie sich auch hier wieder eine bequeme Lage.
Wiederholen Sie die einzelnen Beobachtungspunkte aus dem ersten Übungsabschnitt. Beobachten Sie wieder die Atembewegungen, die verschiedenen Atemphasen und deren Ablauf und die Lokalisation der Atembewegungen im Körper.

> Besteht ein Unterschied zu den vorherigen Empfindungen?
> Was ist beim Liegen anders?
> Was ist angenehmer, was ist unangenehmer?
> Können Sie neue beatmete, bewegte Körperstellen wahrnehmen?

3. Drehen Sie sich nun auf den *Bauch*. Achten Sie auch in dieser Position auf die charakteristischen Merkmale Ihrer Atmung.

> Was ist jetzt festzustellen?
> Wo können Sie nun die Atmung am besten wahrnehmen?
> Hat sich an der Atemqualität etwas verändert?

4. Legen Sie sich auf die *rechte Seite*. Machen Sie sich wieder einige Augenblicke Ihre Atmung bewußt, und beachten Sie etwaige Veränderungen.

5. Zuletzt drehen Sie sich noch auf die *linke Seite*. Und wiederum beobachten Sie Ihre Atmung.

> Wie verhält sich Ihr Atem jetzt?

Sicher haben Sie bemerkt, daß in jeder Position andere Teile Ihres Körpers bewegt wurden, andere Körperteile ruhig geblieben sind und daß jedesmal der Atemfluß ein anderer war.

Allein die unterschiedlichen Körperstellungen erfordern jeweils eine andere Atemform und Atemdynamik. Durch das bewußte Beobachten können wir immer wieder neue Stellen entdecken, die vom Atem mitbewegt werden und andere Stellen lösen, die blockiert waren. Das Ergebnis wird eine zunehmende Freiheit und Flexibilität in der Atmung sein.

Teil 2
Die Befreiung der Atmung

Nun beginnt der aktive Teil, bei dem wir unseren Atem bewußt beeinflussen und variieren, um so mehr Flexibilität zu erreichen.

6. Legen Sie sich bequem auf den *Rücken*, und beginnen Sie noch einmal, Ihre Atmung zu beobachten.

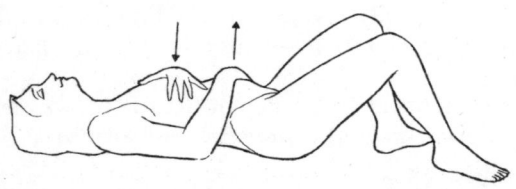

> Was bewegt sich im Körper durch die Atmung?
> Wie lange dauert die Phase des Einatmens?
> Wie lange dauert die Phase des Ausatmens?
> Gibt es dazwischen Pausen?

7. Atmen Sie nun ganz langsam aus, und halten Sie am Schluß die Atmung etwas an. Warten Sie so lange, bis Sie den deutlichen Drang spüren, daß *etwas* in Ihnen mit aller Kraft einatmen möchte. Lassen Sie dann diese Einatmung erfolgen, und beobachten Sie, wie stark und umfassend Ihr Atem jetzt ist.

> Was bewegt sich bei dieser Einatmung?
> Wo, an welcher Körperstelle, beginnt diese Einatmung?
> Wie lange dauert dieser Atemzug?

8. Führen Sie dieses forcierte Ausatmen noch zwei-
bis dreimal aus, und beachten Sie dabei Ihre reflek-
torische Einatmung. Achten Sie darauf, daß Sie
einatmen lassen. Spüren Sie diesen mächtigen Im-
puls, Ihr vitales, körperliches Interesse am Luftho-
len. Ruhen Sie sich aus, und beachten Sie, wie sehr
Ihr Körper jetzt am Atemvorgang beteiligt ist und
wie sich Ihr körperliches Empfinden geändert hat.

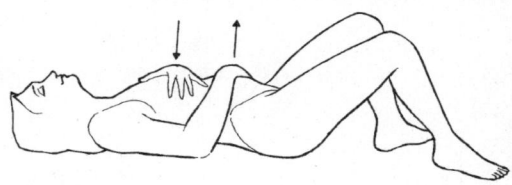

9. Legen Sie jetzt Ihre rechte Hand auf den Unterbauch, etwas unterhalb des Bauchnabels, und die
linke Hand auf den Brustkorb, in Höhe Ihres Brustbeins. Atmen Sie sanft ein, so daß sich der Bauch
mit Luft füllt. Ihre rechte Hand wird durch die
Atembewegung angehoben. Heben Sie den Rük-
ken dabei nicht an, sondern bleiben Sie mit der
Lendenwirbelsäule am Boden liegen, und bringen
Sie Luft in den ganzen unteren Bauchbereich:
vorne, seitlich und auch hinten. Die Bauchdecke
hebt sich. Lassen Sie die Ausatmung von selbst
erfolgen.
Wie weit können Sie Ihren Bauch füllen? (Bitte
nicht übertreiben, nur so weit, wie es bequem
geht.)

Schaffen Sie es auch, Luft in die Seiten und in
den Rücken zu »pumpen«?
Was passiert im Brustkorbbereich, unter Ihrer
linken Hand?

Stellen Sie sich einfach vor, Sie wollten Ihren ganzen unteren Bauchbereich wie einen Luftballon mit
Luft füllen. Machen Sie nur einige Atemzüge, und
ruhen Sie sich dann wieder aus.

10. Atmen Sie nun so ein, daß der Bereich unter Ihrer linken Hand, der Brustkorb, sanft mit Luft gefüllt wird. Lassen Sie den Brustkorb sich heben, und erlauben Sie sich, den Bauch dabei etwas einzuziehen.
Überlassen Sie dann die Ausatmung wieder sich selbst.

> Mit wieviel Luft können Sie den Brustkorb füllen?
> Wie vertraut ist Ihnen dieses Gefühl?
> Wie weit können Sie Ihren Bauch dabei einziehen?

11. Füllen Sie nochmal den Brustkorb mit Luft, und ziehen Sie den Bauch dabei ein. Füllen Sie anschließend den Bauch mit Luft, und lassen Sie dabei den Brustkorb etwas zusammensinken. Wiederholen Sie diese Prozedur einige Male, so daß abwechselnd Bauch und Brustkorb mit Luft gefüllt werden. Es entsteht eine Art Schaukelbewegung Ihrer Rumpfvorderseite, während der Rücken ruhig am Boden liegen bleibt.

> Wie atmen Sie dabei?
> Wie schnell können Sie diese Schaukelbewegung ausführen?
> Wie deutlich sind die einzelnen Phasen der Bewegung?

12. Atmen Sie ein, und halten Sie dann die Luft an. Führen Sie nun, mit angehaltenem Atem, einige Male die Schaukelbewegung mit Bauch und Brustkorb aus. Lassen Sie dann die Luft herausströmen, und ruhen Sie sich aus. Wiederholen Sie diese Variante noch einige Male. Beschleunigen Sie die Schaukelbewegung, so daß Sie etwa sechs bis acht Bewegungen mit angehaltenem Atem vornehmen können.

13. Atmen Sie nun aus, und halten Sie die Luft dann für kurze Zeit an. In dieser Zeit führen Sie wieder die allmählich vertraut werdende Schaukelbewegung aus.

> Ist das anders als vorher im eingeatmeten Zustand?
> Wann ist die Bewegung klarer und leichter?
> Wie oft können Sie die Schaukelbewegung während der Phase des Luftanhaltens durchführen?

14. Führen Sie dieses Mal die Schaukelbewegung während der *Einatmung* durch. Das mag sehr ungewohnt und anfangs nur schwer erreichbar sein, aber mit etwas Übung wird es gehen. Vielleicht gelingt es Ihnen schon bald, während der Phase der Einatmung etwa sechs bis acht Schaukelbewegungen auszuführen, ohne die Atmung stocken zu lassen.
Wie exakt können Sie die Bewegungen ausführen? Wie gleichmäßig und harmonisch können Sie, trotz dieser Bewegung, einatmen?

15. Machen Sie jetzt diese Schaukel- oder Wippbewegung während der Phase des *Ausatmens*. Achten Sie auf eine gleichmäßig fließende Atmung und eine klare, deutliche Schaukelbewegung.

> Wie schaukeln Sie jetzt?
> Was bewegt sich im Körper alles mit?
> Wie viele Schaukelbewegungen schaffen Sie während dieses Atemzugs?

16. Können Sie sich noch eine Variation vorstellen? Wenn ja, führen Sie diese einige Male aus.

17. Ruhen Sie sich nun aus. Beobachten Sie, was sich alles verändert hat.

> Wie ist Ihre Körperauflage?
> Was liegt jetzt anders, entspannter als vorher?
> Wie verhält sich jetzt Ihre Atmung?

Ganz sicher hat sich Ihre Atmung jetzt verändert. Sie haben einige fixierte Muster aufgelöst und von Spannungen befreit. Sie haben einige andere, merkwürdig erscheinende Abläufe ausgeführt und sind auf neue Möglichkeiten gestoßen. Ihre Atmung wird dadurch natürlicher und unabhängiger von zwanghaften Gewohnheiten und kann sich besser an aktuelle Anforderungen anpassen.
Stehen Sie langsam auf, und kommen Sie allmählich in Ihren Alltag zurück. Achten Sie noch einige Zeit auf Ihre Atmung. Erinnern Sie sich im Laufe des Tages immer wieder an Ihre Atemfunktion, und beobachten Sie, wie Ihr Gesamtbefinden dann jeweils ist.

Wenn Sie möchten, können Sie noch fortfahren, wenn Ihnen nach der Wiederholung dieser Lektion der Ablauf und die verschiedenen Bewegungen vertrauter geworden sind. Wir werden unsere Schaukelbewegung in verschiedenen Stellungen und unter veränderten Umständen ausführen.

18. Legen Sie sich bequem auf den *Bauch*. Führen Sie wieder die Wippbewegung von Bauch und Brustkorb aus. Dieses Mal spüren Sie Ihre vordere Seite auf dem Boden, und vielleicht wird die Bewegung dadurch erleichtert. Erinnern Sie sich noch an die verschiedenen Möglichkeiten bezüglich Wippen und Atemablauf?
Wippen Sie bei angehaltenem Atem nach der Einatmung.

Wippen Sie bei angehaltenem Atem nach der Ausatmung.
Wippen Sie beim Ausatmen,
beim Einatmen,
vielleicht sogar während eines ganzen Atemzyklus.

19. Drehen Sie sich auf die *rechte Seite*, und machen Sie einige Variationen der Schaukelbewegung.

20. Drehen Sie sich zuletzt noch auf die *linke Seite*, und führen Sie noch einige Bewegungen in dieser Position durch.
Beachten Sie die Unterschiede in den jeweiligen Stellungen. Sie werden immer wieder neue Bereiche spüren können, die sich am Atemvorgang beteiligen. Ihr Rücken und Ihre Seiten beginnen mehr und mehr zu atmen. Die Rippen werden mobiler und Ihr Zwerchfell aktiviert sich. Ihre Atmung wird immer vollständiger und durchgängiger; sie führt zu einem deutlich verbesserten muskulären Gleichgewicht und einem gesteigerten Wohlbefinden.

Kommen Sie langsam zum Sitzen, und verbleiben Sie noch eine Weile in diesem ruhigen und friedlichen Zustand. Genießen Sie Ihre freie Atmung, und spüren Sie einmal, wieviel mehr von Ihnen lebendig geworden ist.

Wie lang und tief ist jetzt Ihre Einatmung?
Wie fühlt sich Ihre Ausatmung an?
Wie ist es jetzt mit den Pausen?

Beachten Sie vor allem, wie Ihr Bauch sich bewegt. Viele von uns haben gelernt, den Bauch einzuziehen und die Atmung flach werden zu lassen, aus welchen Gründen auch immer. Registrieren Sie, wie leicht und harmonisch Ihr Bauch jetzt frei nach vorne schwingen kann. Wir dürfen einen freien Bauch, der sich auf natürliche Weise mit Luft füllen kann, nicht mit einem schlappen Bauch, einem »Wabbelbauch«, verwechseln.

Ziehen Sie, um den Unterschied zu spüren, mal den Bauch ein. Wie fühlt es sich an? Vielleicht gewohnt für Sie? Lassen Sie dann langsam den Bauch wieder locker, und gewinnen Sie Ihre freie Atmung zurück. Unter Umständen erkennen Sie jetzt, daß Sie des öfteren den Bauch unbewußt so einziehen.

Wir wollen noch einmal kurz mit dem Atemspiel experimentieren, um die Verbindung zum Alltag zu bekommen.

21. Kehren Sie wieder zur Beobachtung Ihrer freien Atmung zurück. Stellen Sie sich jetzt eine Situation vor, die in irgendeiner Weise eine Herausforderung war; ein Ärgernis, einen Streßzustand oder eine Auseinandersetzung. Wählen Sie aus der Erinnerung eine bestimmte Situation, oder denken Sie sich eine aus. Machen Sie sich ein genaues Bild dieser Situation.

Wo befinden Sie sich? In welcher Position, in welcher Umgebung, in welchem Zusammenhang?
Wer ist noch dabei?
Was wird gesagt?
Welche Geräusche sind zu hören?
Wie fühlen Sie sich körperlich in dieser Situation?
Was empfinden Sie in dieser Szene?
Wie atmen Sie in dieser Situation?

22. Kommen Sie jetzt zurück in Ihre eigentliche Umgebung, und beobachten Sie wieder Ihre Atmung. Vielleicht bemerken Sie einen deutlichen Unterschied zu vorher, vor allem, wenn Sie sich in eine problematische Situation hineingesteigert haben.

Was ist jetzt anders?
Wo atmen Sie?
Wo atmen Sie nicht mehr?
Wie tief oder flach ist die Atmung?
Was ist mit den Pausen?

23. Führen Sie jetzt wieder einige der Schaukelbewegungen des Rumpfes aus, wie wir sie vorher kennengelernt haben.

24. Nach Beendigung konzentrieren Sie sich wieder auf Ihre Atmung.
Ist Ihre Atmung wieder frei geworden?
Bewegt sich Ihre Bauchdecke wieder?
Erkennen Sie Ihren gelösten Zustand von vorhin wieder?

25. Kehren Sie nun noch einmal zurück in Ihre vorgestellte Situation! Bleiben Sie aber mit Ihrer Aufmerksamkeit bei der Atmung. Machen Sie sich alle Einschränkungen und Veränderungen bewußt.

Schon das bewußte Wahrnehmen verändert die Atembewegung und den Spannungszustand.

Erkennen Sie, daß viele Alltags- und Streßsituationen unsere freie Atmung einschränken und oft dauerhaft blockieren? Wir funktionieren dann nur halb so gut, wie wir eigentlich könnten.

In einem ersten Schritt können wir jetzt lernen, uns dieser Situation bewußt zu werden.

Danach können wir beginnen, spielerisch mit solchen Situationen umzugehen, uns zu verbessern und freier zu werden.

Lektion 3

Das Beugemuster

Viele unserer Mängel, körperlich oder geistig,
brauchen nicht als zu heilende Krankheit oder als
unglücklicher Charakter betrachtet zu werden. Sie
sind ein erlangtes Ergebnis eines falschen
Lernprozesses. Der Körper führt nur aus, was
ihm das Nervensystem befiehlt.

Das Beugemuster ist ein sehr elementares Bewegungsmuster. Wir werden einige Komponenten dieses Mu-
sters erforschen und auf diese Weise einige unserer
Gewohnheiten wiedererkennen und unter Kontrolle
bringen. Schmerzen, Angst und Rückzugstendenzen
manifestieren sich körperlich in starken Beugemu-
stern, und mit der Zeit werden diese so vertraut, daß
sie als normal betrachtet werden. Die Rückkehr zu
einer natürlichen Aufrichtung wird dann verhindert.
Wenn wir nun diese Muster erkennen und kontrollieren lernen, gelingt es uns, die Haltung zu verbessern
und Funktionseinschränkungen zu beseitigen.

1. Legen Sie sich auf den Rücken. Die Beine ausgestreckt und die Füße etwa schulterbreit auseinander. Die Arme neben dem Körper.

   > Wie liegen Sie auf dem Boden? Wie ist der Bo-
   > denkontakt beider Körperseiten im Bereich
   > der Füße und Waden;
   > der Knie und Oberschenkel;
   > des Gesäßes;
   > der Lendenwirbelsäule und der Brustwirbel-
   > säule;
   > der Schultern, des Nackens und des Kopfes?
   > Wie frei fühlt sich die Atmung an?

Das Liegen auf dem Rücken ist oft die Position, in
der wir kontrollieren können, welche Veränderung
wir erzielt haben.

Wenn wir nach der Lektion das Gefühl haben, ganz anders zu liegen, muß es unser Körper sein, der sich verändert hat; der Boden bleibt schließlich immer gleich.

Auch können wir beim Liegen ganz schnell erkennen, wo noch Spannungen vorhanden sind, die verhindern, daß der Körper ganz am Boden aufliegt.

2. Heben Sie den Kopf hoch, so weit es bequem geht, um auf Ihre Füße zu schauen.
   Beobachten Sie, wie weit Sie kommen und wie mühsam diese Bewegung ist.

   > Verändert sich Ihre Atmung?

3. Legen Sie nun Ihre Hände auf den mittleren Bereich des Brustkorbs, auf das Brustbein, und schieben Sie dieses in Richtung der Füße, während Sie wieder den Kopf anheben.

   > Ist die Bewegung jetzt anders, leichter geworden?
   > Geht die Atmung freier?
   > Atmen Sie ein oder aus beim Kopfheben?
   > Verändert sich die Auflage des unteren Rückens?

4. Stellen Sie nun Ihre Füße bequem auf, wieder etwa schulterbreit auseinander. Wiederholen sie die Bewegung des Kopfhebens in Kombination mit dem Schieben des Brustbeins.

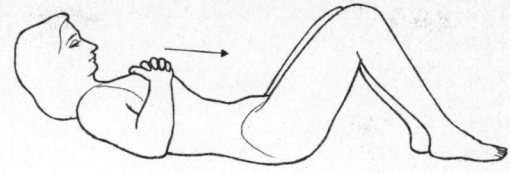

> Hat sich wieder etwas verändert?
> Wird die Auflageveränderung des Rückens auf
> dem Boden klarer?
> Geht die Kopfbewegung weiter, höher?

Je nachdem wie Sie eine Bewegung organisieren, wird sie mehr oder weniger leicht in der Ausführung sein. Oft bewegen wir uns rein mechanisch und mit unnötigem Kraftaufwand. Achten Sie mehr darauf, was Sie von Bewegungen lernen können.

5. Legen Sie nun eine Pause ein, und strecken Sie sich aus. Beobachten Sie, ob sich, im Vergleich zum Anfang, schon etwas verändert hat.

> Fühlen Sie sich anders als vorher?
> Ist Ihre Atmung noch ruhig?

6. Stellen Sie die Füße wieder auf, verschränken Sie die Finger, und legen Sie die Hände hinter den Kopf. Heben Sie nun mit Hilfe der Hände den Kopf hoch. Führen Sie auch diese Bewegung einige Male aus.

> Was hat sich durch diese neue Stellung an der Bewegung verändert?
> Welche Körperteile kommen jetzt in Bodenkontakt?
> Ist die Bewegung leichter geworden, obwohl Sie jetzt mehr bewegen?

7. Heben Sie zusätzlich ein Bein etwas vom Boden ab. Probieren Sie einige Male das rechte, dann das linke Bein.

> Besteht hier ein Unterschied zu den Bewegungen von vorher?
> Gibt es einen Unterschied zwischen rechts und links?

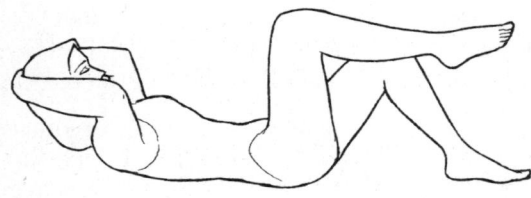

8. Heben Sie wieder den Kopf mit Hilfe der Hände, und lenken Sie den rechten Ellbogen in Richtung rechtes Knie, das sich ebenfalls nach oben bewegt. Vermeiden Sie es, Ellbogen und Knie zusammenbringen zu wollen. Das führt oft zu nutzlosen Anstrengungen.

> Beobachten Sie, wohin der Kopf jetzt schaut!
> Wohin geht Ihr Blick?
> Welche Seite des Rückens drückt mehr gegen den Boden?

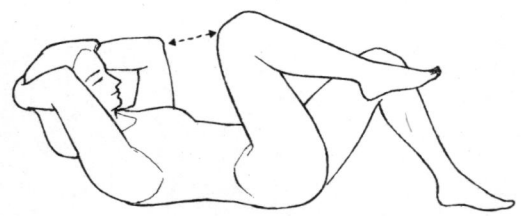

9. Führen Sie jetzt die Bewegung so aus, daß der linke Ellbogen in Richtung rechtes Knie geht, und bewegen Sie das rechte Knie gleichzeitig zum linken Ellbogen.

> Achten Sie wiederum auf den Unterschied zur anderen Seite!
> Wohin schaut der Kopf jetzt?
> Und welche Körperstelle wird jetzt gegen den Boden gedrückt?

10. Führen Sie nun die Bewegung wechselweise aus. Rechter Ellbogen, linker Ellbogen jeweils zum rechten Knie.

> Wie beeinflußt das die Atmung?
> Wie leicht fällt Ihnen der Wechsel?

11. Legen Sie nun eine Pause ein, und strecken Sie sich flach auf dem Boden aus. Durch einseitige Bewegungen werden oft die Unterschiede leichter spürbar.

> Können Sie jetzt deutliche Unterschiede zwischen rechter und linker Körperhälfte wahrnehmen?
> Liegen Sie jetzt bequemer als vorher?
> Ist die Auflagefläche größer geworden?
> Vielleicht fühlen Sie sich auch länger, gestreckter?

12. Stellen Sie wieder die Füße auf, verschränken Sie die Finger ineinander, und legen Sie die gefalteten Hände um das rechte angehobene Knie. Bewegen Sie nun das Kinn und das rechte Knie mit Hilfe Ihrer Hände aufeinander zu.

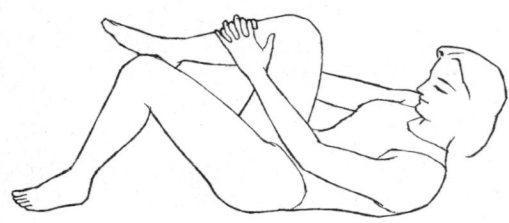

Achten Sie auch hier darauf, daß es nur um die Richtung geht und daß Knie und Kinn sich nicht unbedingt berühren müssen.

Fällt Ihnen diese Bewegung leichter?

13. Variieren Sie jetzt, indem Sie den Mund in Richtung des entgegenkommenden Knies führen.

Können Sie einen Unterschied zu vorher spüren?

14. Bringen Sie nun Ihre Stirn in Richtung rechtes Knie.

Können Sie einen Unterschied zwischen den diversen Ausführungen und ihren Auswirkungen erkennen?
Was ist anders im Brustkorb, in der Lendenwirbelsäule?
Wie beeinflußt das Führungsverhalten des Kopfes die Gesamtbewegung?

15. Führen Sie noch einmal Stirn und Kinn abwechselnd in Richtung rechtes Knie.

16. Legen Sie wieder eine Pause ein.

> Beobachten Sie Ihren Körper.
> Fühlen Sie sich asymmetrisch?

17. Führen Sie nun zum Ausgleich die Bewegungen mit dem linken Knie aus. Stellen Sie Ihre Füße schulterbreit auseinander auf den Boden. Verschränken Sie Ihre Hände hinter dem Kopf, und führen Sie den linken Ellbogen und das linke Knie aufeinander zu.

> Wie fühlt sich das auf dieser Seite an?
> Wie weit geht es bequem?
> Was macht Ihre Atmung?

18. Bewegen Sie jetzt den rechten Ellbogen in Richtung linkes Knie.

> Wie vertraut ist Ihnen diese Bewegung?

19. Halten Sie nun mit Ihren verschränkten Händen das linke Knie, und führen Sie abwechselnd Kinn, Mund und Stirn darauf zu.

> Bemerken Sie Unterschiede zwischen den einzelnen Varianten?

20. Strecken Sie sich aus, und legen Sie eine Pause ein.

> Fühlen Sie sich jetzt ausgeglichener?
> Wie bequem liegen Sie nun auf dem Boden?

21. Stellen Sie wieder Ihre Beine auf. Legen Sie die rechte Hand hinter den Kopf, und fassen Sie mit Ihrer linken Hand das linke Knie. Führen Sie den rechten Ellbogen, zusammen mit dem Kopf, und das linke Knie aufeinander zu.
Beachten Sie die Diagonalbewegung im Körper.

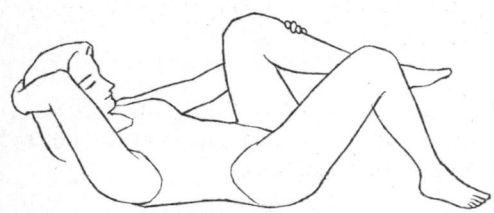

22. Wechseln Sie nun die Seite. Legen Sie die linke Hand hinter den Kopf, und fassen Sie mit der rechten Hand das rechte Knie. Bewegen Sie das rechte Knie und den linken Ellbogen aufeinander zu.

Können Sie einen Unterschied zur anderen Seite spüren?
Wie drückt jetzt Ihre Lendenwirbelsäule auf den Boden?
Wohin geht Ihr Blick dieses Mal?
Wie reagiert Ihre Atmung dabei?

23. Strecken Sie sich wieder aus, und spüren Sie zum Schluß noch einmal nach, was sich im Verhältnis zum Anfang verändert hat. Achten Sie vor allem wieder auf die Auflagefläche des Körpers auf dem Boden, auf die Atmung und auf das Gefühl von Länge und Breite im Körper.

24. Testen Sie zum Schluß Ihre Kopfbewegung. Heben Sie den Kopf, und schauen Sie noch einmal zu Ihren Füßen. Beachten Sie, wie leicht und einfach die Bewegung geworden ist.

> Warum, glauben Sie, ist diese Bewegung jetzt
> müheloser und weicher geworden?
> Was organisieren Sie jetzt anders in Ihrem Kör-
> per als vorher?

Ruhen Sie sich noch einmal aus, und gehen Sie
dem nach, was sich noch verändert haben könnte.

> Welche Qualität hat Ihre Rückenlage jetzt ge-
> wonnen?

25. Stehen Sie langsam auf, und spüren Sie nach, wie
    sich diese Veränderungen im Stand und beim Ge-
    hen bemerkbar machen.

> Stehen Sie anders als gewohnt?
> Wie leicht, wie groß, wie weit fühlen Sie sich
> jetzt?
> Wie ist der Kontakt der Füße mit dem Boden?
> Wie sicher stehen Sie auf Ihren Füßen?

Gehen Sie einige Schritte im Raum herum, und
versuchen Sie zu formulieren, was Ihnen neu und
ungewohnt erscheint!

> Wie empfinden Sie den Raum?
> Welche Gedanken gehen Ihnen im Kopf herum?
> Welche Gefühle haben Sie?

Je mehr Sie sich mit Ihrem Körper beschäftigen und je
bewußter Sie diese Entdeckungsreise zu Ihren Bewegungsmustern machen, um so mehr werden Sie den
Einfluß auf Ihre geistige und emotionale Befindlichkeit
wahrnehmen können. Gehen Sie noch etwas weiter im
Raum umher, und erkunden Sie Ihre Bewegungsmöglichkeiten und die damit verbundenen Empfindungen.
   Nehmen Sie etwas von der spielerischen Leichtigkeit
der Bewegung mit in Ihren Alltag!

Lektion 4

Fäuste rollen – die Befreiung des Schultergürtels

Die Bewegungen, die wir hier vorhaben, möchten
genau das erreichen: daß einer lernt, aus allem,
was er tun mag, allmählich jede überflüssige
Bewegung wegzulassen, also alles, was Bewegung
erschwert, hindert, stört oder ihr zuwiderläuft.

Die peripheren, weit von der Körpermitte entfernten
Körperteile sind feiner, klarer und differenzierter im
Körpergefühl als die zentralen Teile. Wir machen uns
deshalb die Bewegung der Hände und Arme zunutze,
um den Schultergürtel, die Halswirbelsäule und den
Rumpf zu bewegen und von Spannungen zu befreien.

1. Legen Sie sich auf den Rücken. Strecken Sie beide
   Arme in Schulterhöhe nach rechts und links aus,
   und schließen Sie beide Hände zu einer ganz leich-
   ten Faust.

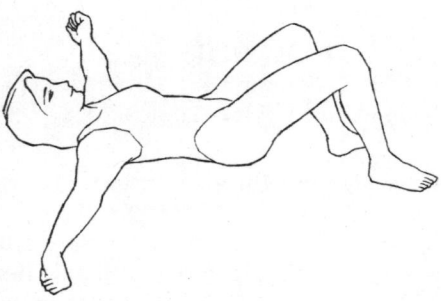

Beachten Sie, wie sich Ihr Körpergewicht auf dem
Boden verteilt.
Wandern Sie mit Ihrer Aufmerksamkeit durch den
Körper, und stellen Sie fest, wie Sie auf dem Boden
aufliegen.

Beobachten Sie auch die Unterschiede der Auflagefläche zwischen rechter und linker Körperhälfte. Widmen Sie sich dieses Mal besonders dem Bereich des Schultergürtels und dem Gebiet zwischen den Schulterblättern.

Wo liegen Ihre Schulterblätter?
Wie verläuft die Wirbelsäule zwischen den Schulterblättern?
Wie deutlich spüren Sie das Gebiet zwischen den Schulterblättern?

2. Beachten Sie die momentane Stellung Ihrer Hände und Handgelenke, und merken Sie sich diese Position als Ausgangs- oder Nullstellung. Drehen Sie nun beide Fäuste gleichzeitig in Richtung Ihrer Füße und dann wieder zurück zur Ausgangsstellung.
Beachten Sie, welche Teile der Hand jetzt neu in Bodenkontakt kommen.

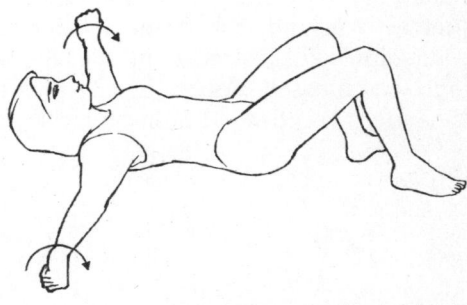

Wie weit geht die Drehung überhaupt? Ist es ein Viertelkreis (90 Grad) oder gar ein Halbkreis (180 Grad)?
Geht die Drehung der rechten Hand genauso leicht wie die der linken?
Wie könnte man diese Drehung vergrößern, ohne mehr Kraft einzusetzen?

3. Legen Sie eine Pause ein.
   Beobachten Sie Ihren Körper, und achten Sie auf Ihr momentanes Gefühl.

   Was ist anders als vorher?

4. Rollen Sie jetzt wieder von der Ausgangsstellung aus beide Fäuste fußwärts, heben Sie gleichzeitig den Kopf an, und schauen Sie auf Ihre Füße. Beim Zurückdrehen der Fäuste legen Sie den Kopf wieder ab.

   Verändert sich der Drehwinkel dadurch?
   Was hebt alles ab vom Boden?

5. Legen Sie eine Pause ein, und beobachten Sie Ihre Lage erneut.

   Liegen Sie anders auf als vorher?
   Wie atmen Sie jetzt?

6. Stellen Sie beide Beine auf, die Füße in einem bequemen Abstand. Die Arme wieder in Schulterhöhe seitlich ausgestreckt und die Hände leicht zur Faust geschlossen. Rollen Sie jetzt beide Fäuste in die andere Richtung, d.h. kopfwärts.

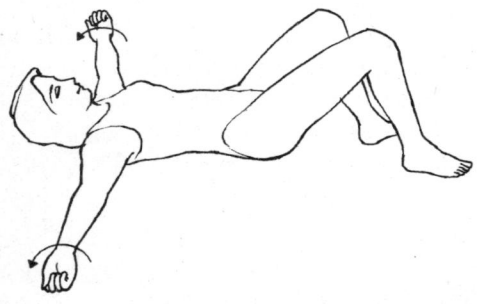

7. Heben Sie jetzt zusätzlich das Becken an. Beim
   Zurückrollen der Fäuste lassen Sie auch das Bek-
   ken wieder herunter.

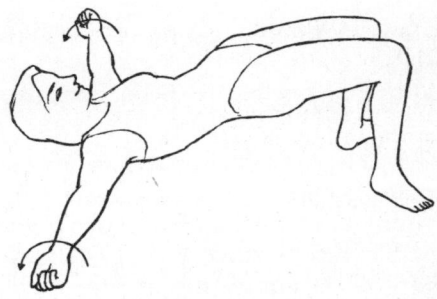

8. Wiederholen Sie diese Bewegung noch einmal, halten Sie dieses Mal aber die Fäuste aufwärtsgedreht,
   und lassen Sie nur das Becken zurücksinken. Mit
   dieser kleinen, aber bedeutungsvollen Variation
   können Sie jetzt die Fäuste sehr viel mehr drehen
   bzw. gedreht lassen. Unser Nervensystem hat
   schon gelernt, mehr Bewegungsfreiheit zuzulas-
   sen. Wiederholen Sie diese Bewegung einige Male,
   bis es bequem wird, die Hände so zu halten.

9. Bewegen Sie jetzt die Fäuste aufwärts, und heben
   Sie das Becken dazu an; dann abwärts, und heben
   Sie nun den Kopf dabei. Machen Sie diese Bewe-

gung mehrmals, achten Sie aber auf eine langsame und weiche Ausführung.

> Erscheinen Ihnen beide Richtungen gleichmä-ßig?
> Sind die Übergänge fließend?
> Können Sie eine harmonische Gesamtbewegung daraus machen?

10. Legen Sie eine Pause ein, und strecken Sie sich aus.

> Liegen Sie anders als vorher?

Achten Sie insbesondere auf das Gebiet der Schulterblätter und der mittleren Brustwirbelsäule.

> Wie lang empfinden Sie Ihre Arme? Anders als gewohnt?
> Wie gut liegen jetzt Ihre Schulterblätter auf?

11. Wiederholen Sie noch einmal die vorherige Kombination. Rollen Sie die Fäuste aufwärts, in Richtung Kopf, und heben Sie dabei sanft das Becken mit an. Kehren Sie zurück zur Ausgangsstellung, und rollen Sie von da aus in die andere Richtung, also fußwärts, heben Sie wieder den Kopf dazu hoch.

> Welche Richtung geht einfacher?
> Wie verhält sich die Atmung?
> Können Sie die Bewegung zu einem einheitlichen, gleichmäßigen Bewegungsablauf verbinden?

12. Kehren Sie nun diese Kombination um. Rollen Sie die Fäuste aufwärts, und heben Sie dazu vorsichtig den Kopf. Rollen Sie die Fäuste abwärts, und heben Sie jetzt das Becken mit an.

> Können Sie diese ungewohnte Bewegung genauso geschmeidig und fließend ausführen wie die vorherige Bewegungskombination?

> Geht die Drehung der Hände weiter oder weniger weit?
> Können Sie trotzdem ruhig weiteratmen?

13. Wiederholen Sie noch einmal die ursprüngliche Bewegungskombination (Nr. 11).
Achten Sie besonders darauf, um wieviel diese Bewegung jetzt leichter geworden ist.
Beachten Sie die Abrollbewegung Ihrer Wirbelsäule auf dem Boden.

> Rollt die Wirbelsäule gleichmäßig ab, oder gibt es steife und holprige Bereiche?
> Ist jeder einzelne Wirbel klar zu spüren?

14. Machen Sie wieder eine Pause zum Ausruhen und Beobachten.

> Hat sich Ihre Atmung verändert?
> Wie gut können Sie jetzt Ihr Körpergewicht, besonders im Bereich der Arme und der Schultern, an den Boden abgeben?
> Wie frei fühlen Sie sich jetzt im Nacken?

15. Kommen Sie wieder zur Ausgangsstellung zurück, und stellen Sie die Füße auf. Beginnen Sie jetzt, Ihre Fäuste wechselweise zu drehen. Während eine

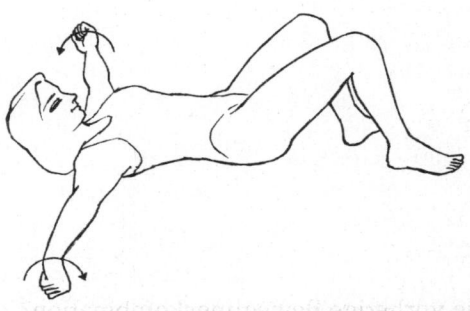

Hand abwärts dreht, rollt die andere Hand aufwärts und umgekehrt.

> Welche Auswirkungen hat diese Variation auf die übrige Körperbeteiligung?

Spüren Sie jetzt besonders die asymmetrische Auflageveränderung.

> Was macht Ihr Kopf? Bleibt er ruhig liegen oder dreht er mit? Und wenn ja, wohin?

16. Drehen Sie diesmal den Kopf in eine Richtung, schauen Sie also bewußt immer zu der Faust, die gerade nach oben dreht.

> Erscheint Ihnen das natürlich?
> Verbessert das die Handbewegung?
> Beteiligt sich der Brustkorb?

17. Kehren Sie die Bewegung um, und schauen Sie nun zur abwärtsdrehenden Faust.

> Wie erscheint Ihnen diese Kombination?
> Natürlicher, vertrauter oder eher fremd und anstrengend?
> Welche Seite fällt Ihnen leichter?
> Wo spüren Sie überall Bewegung?
> Atmen Sie noch immer frei und leicht?

18. Für diejenigen, die noch eine weitere Steigerung haben möchten, hier noch eine extra Möglichkeit: Lassen Sie zusätzlich Ihre Knie etwas nach rechts und links zum Boden kippen, und beobachten Sie, wie diese Kippbewegung – spontan ausgeführt – mit der Drehung der Arme und der Drehung des Kopfes zusammenhängt.

Wenn der Kopf nach rechts zur aufwärtsdrehenden Hand schaut, wohin haben Sie Ihre Knie kippen lassen?
Wieviel Kombinationsmöglichkeiten gibt es insgesamt?

Wenn Sie wollen, können Sie weitere Bewegungsmöglichkeiten erforschen. Denken Sie jedoch daran, es geht nicht darum, sich möglichst weit zu bewegen, sondern unsere Bewegungsvielfalt zu erkunden, um sie uns im Alltag zunutze machen zu können.

19. Kehren Sie nun nach einer kurzen Pause noch einmal zu unserer allerersten Bewegung zurück: Rollen Sie zum Test beide Fäuste zuerst Richtung Füße, dann Richtung Kopf. Sicher ist es jetzt anders als zuvor. Spüren Sie, wo sich überall etwas verändert hat.

Um wieviel hat sich Ihre Drehfähigkeit verbessert?
Um wieviel leichter ist diese Bewegung nun geworden?
Wie beteiligen sich nun Ihre Schultern an dieser Bewegung?

20. Strecken Sie sich noch einmal ganz aus, und achten Sie wiederum auf das Gefühl Ihres Körpers am Boden.

Wie groß ist der Kontakt geworden?
Wie klar und großflächig liegen jetzt Ihre Schulterpartien auf?
Wie deutlich empfinden Sie die Konturen Ihrer Schulterblätter?
Und wie frei ist Ihre Atmung jetzt?

21. Stehen Sie langsam vom Boden auf, indem Sie über die Seite rollen, und beachten Sie Ihre Empfindung im Stand.

> Was ist anders als vorher?
> Wie groß, wie leicht fühlen Sie sich jetzt?

Achten Sie auf das Gebiet des Schultergürtels.

> Können Sie Ihre Schultern deutlicher spüren?
> Wie frei fühlt sich Ihr Nacken an?

Beginnen Sie, im Raum umherzugehen, und entdecken Sie dabei die Bewegung Ihrer Schultern und Arme. Fühlen Sie das befreite Bewegungsspiel im Nacken und zwischen den Schulterblättern.

22. Erinnern Sie sich an das wechselseitige, gegengleiche Drehen der Fäuste?
Strecken Sie nochmal beide Arme seitlich aus, und drehen Sie, während Sie herumgehen, beide Hände gegengleich auf- und abwärts. Wenn es anfangs zu schwerfällt, bleiben Sie einfach stehen, und drehen Sie im Stand Ihre Hände. Entscheiden Sie sich, mit welchem Bein Sie losgehen wollen, und dann drehen Sie die immer noch seitlich ausgestreckten Arme dazu.

> Welche Hand/Faust dreht abwärts, wenn Sie mit dem rechten Bein vorne sind?
> Wohin blickt jeweils Ihr Kopf?
> Können Sie gleichmäßig gehen?

23. Falls Sie jetzt noch experimentierfreudig sind, können Sie nun diese Bewegung umkehren, d.h. die Hand, die vorher nach unten gedreht hat, wenn das rechte Bein vorne war, soll jetzt nach unten drehen, wenn das linke Bein vorne ist.

> Können Sie normal vorwärts gehen?
> Gehen beide Seiten gleich gut?
> Wie fühlt sich dieses Gehen an?

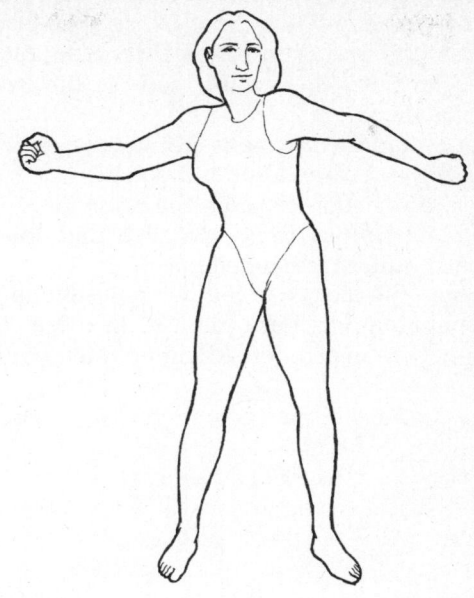

Nehmen Sie die Arme wieder herunter, und gehen Sie noch einige Schritte durch den Raum. Beachten Sie die Bewegung Ihrer Schultern.

Welchen Charakter hat dieser Gang jetzt? Entspricht Ihnen dieser Gang, oder fühlt er sich sehr fremd an?

Und nun: Halten Sie jetzt einmal ganz bewußt Ihre Schultern fest; lassen Sie während des Gehens, keine Bewegung im Schultergürtel zu. Na? Wie fühlt sich das an?

Spüren Sie einen deutlichen Unterschied zu vorher?

Welchem Gefühl, welchem Charakter entspricht dieser muskulöse Zustand und diese Art des Gehens?

Lassen Sie dann die Schultern wieder frei, und gehen Sie weiter durch den Raum. Sicher können Sie jetzt einen Unterschied spüren. Spielen Sie noch etwas mit dem Festhalten und dem Lösen Ihres Schultergürtels und machen Sie sich bewußt, daß Sie die Kontrolle darüber haben.

Es gibt Situationen, wo ein Festhalten des Schultergürtels nötig ist. Wann könnte das sein?

Und es gibt sicherlich auch Situationen, wo Sie es sich erlauben sollten, frei, beweglich und spielerisch mit Ihren Schultern umzugehen.

Überlegen Sie sich, wie Sie das genußvolle Gefühl der entspannten Schultern, das Sie in dieser Lektion erfahren haben, mit in den Alltag nehmen können.

Lektion 5

Extension – das Streckmuster

Wird eine auf gewöhnliche Art gelernte Haltung mit einer Situation konfrontiert, in der sie nicht anwendbar ist, kann sie nicht verändert werden. Wird eine Bewegung oder Haltung, die mit Bewußtheit gelernt wurde, mit einer vergleichbaren Situation konfrontiert, kann sie gerade mit Hilfe der Bewußtheit modifiziert werden.

Die Streckfunktion ist ein häufig vernachlässigtes Bewegungsmuster – im heutigen Alltag weniger gebraucht, verkümmert unsere Streckfähigkeit, und schon die normale Aufrichtung ist für viele Menschen schwer geworden. Langsam und vorsichtig wollen wir zu einer natürlichen Streckbewegung zurückfinden, um zu einem ausgeglichenen Verhältnis mit der Beugefunktion zu kommen. Dieses Gleichgewicht der Beuge- und Streckmuskulatur erlaubt eine neutrale Haltung, aus der alle Handlungen mit größerer Bewegungsfreiheit und ökonomischer ausgeführt werden können.

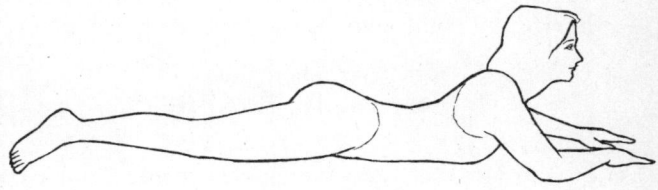

1. Legen Sie sich auf den Bauch, Beine ausgestreckt, Arme angewinkelt, die Hände rechts und links neben dem Kopf, der zunächst auf der Stirn liegt. Führen Sie zuerst eine kleine Testbewegung aus. Heben Sie von dieser Position aus den Kopf hoch, um auf der Wand vor Ihnen geradeaus nach oben

zu schauen. Merken Sie sich eine Stelle, zu der Sie bequem hinsehen können. Kommen Sie langsam wieder zurück zur Ausgangsstellung.

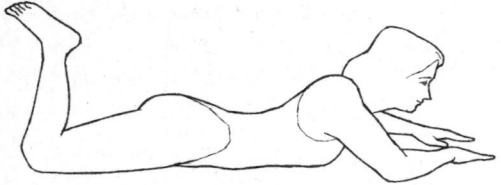

2. Heben Sie nun Ihre Unterschenkel und Füße an, und beugen und strecken Sie Ihre Knie etwas. Suchen Sie sich eine bequeme Position, in der Sie Ihre Unterschenkel ruhig und ohne Anstrengung halten können.

3. Bewegen Sie nun Ihre Füße aufwärts und abwärts, d. h. beugen und strecken Sie im Fußgelenk. Lassen Sie die Bewegung immer kleiner werden, und kommen Sie schließlich zu einer Stellung in der Mitte. Schätzen Sie doch einmal, welcher Winkel zwischen Unterschenkel und Fuß besteht. Die meisten Menschen sind erstaunt, daß der Fuß nicht so horizontal steht, wie man zu spüren glaubt.

Welche Stellung hat der rechte Fuß?
Welche Stellung hat der linke Fuß?

4. Heben Sie jetzt ganz wenig das rechte Knie vom Boden hoch, und legen Sie es sofort wieder ab. Wiederholen Sie das einige Male.

Wo müssen Sie anspannen, um diese Bewegung zu bewerkstelligen?
Was macht das linke Knie?
Wie verhält sich Ihre Atmung?

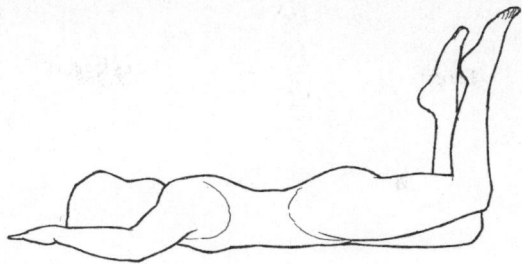

5. Heben Sie in der gleichen Art das linke Knie einige Male an.

> Geht das leichter, schwerer?
> Was macht hier das rechte Knie?
> Atmen Sie ein oder aus, oder halten Sie die Luft an?

6. Legen Sie eine kurze Pause ein. Lassen Sie die Beine in voller Länge zum Boden zurücksinken, und entspannen Sie die Beine.

7. Kommen Sie wieder in die vorherige Stellung und heben Sie jetzt abwechselnd die Knie an.

> Bewegt sich das Becken mit?
> Welches Knie geht leichter, weiter hoch?
> Wie weit können Sie die Bewegung im Körper spüren? Bis ins Becken, in den Brustkorb, in die Schultern?

8. Kombinieren Sie nun die Kopfbewegung mit dem Knieheben. Heben Sie also wechselweise das rechte und das linke Knie hoch, während Sie jeweils den Kopf dazu hochnehmen, um wieder auf die Wand vor Ihnen zu schauen. Machen Sie eine Bewegung nach der anderen, und kommen Sie dazwischen immer wieder zum Boden zurück.

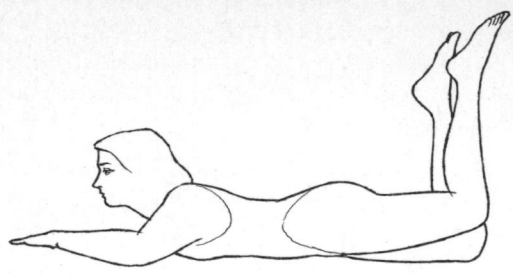

9. Drehen Sie sich auf den Rücken, und ruhen Sie sich aus. Spüren Sie einmal nach, wie Sie jetzt auf dem Boden liegen.

10. Legen Sie sich wieder auf den Bauch. Die Beine ausgestreckt und beide Hände wieder rechts und links neben dem Kopf. Drehen Sie den Kopf nach links, und legen Sie die rechte Wange auf den

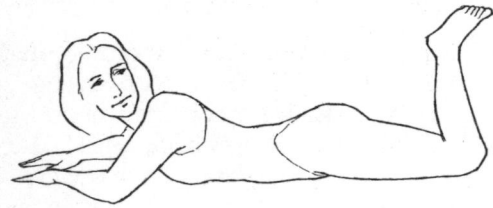

Boden. Heben Sie aus dieser Stellung den Kopf an, lassen Sie ihn aber nach links gerichtet. Heben und senken Sie Ihren Kopf einige Male in dieser gedrehten Stellung.

Was ist anders als vorher?
Fällt es Ihnen leicht, in dieser Position zu atmen?

11. Winkeln Sie zusätzlich Ihre Beine an, und heben Sie wieder wechselweise das rechte und das linke Knie.

Ist eine Seite deutlich einfacher?
Was erscheint Ihnen vertrauter?
Wie verändert sich eigentlich der Bodenkontakt beim Anheben von Kopf und Knie?

12. Strecken Sie sich kurz aus, und drehen Sie den Kopf ganz langsam und vorsichtig auf die andere Seite. Die Nasenspitze schaut jetzt also nach rechts, und der Kopf liegt auf der linken Wange. Heben Sie aus dieser Position den Kopf etwas an, und senken Sie ihn dann wieder.

Wie vertraut ist Ihnen das Kopfheben auf dieser Seite?
Geht diese Seite leichter?
Wie verändert sich hier der Bodenkontakt?

13. Winkeln Sie wieder Ihre Knie an, und heben Sie sie abwechselnd, zusätzlich zur Kopfbewegung.

Wie fühlt sich die Bewegung in dieser Ausführung an?
Welche Seite erscheint Ihnen einfacher?
Welches Knie geht leichter nach oben?

14. Strecken Sie die Beine aus, nehmen Sie den Kopf in die Mitte, und heben Sie ihn an, um an der Wand entlang hochzuschauen.

> Bemerken Sie eine Verbesserung in der Qualität?
> Geht diese Bewegung weiter als vorher?
> Ist die Atmung freier als vorher?
> Was hat sich noch alles verändert?

15. Winkeln Sie noch einmal die Knie an, und kombinieren Sie wieder das wechselweise Knieheben mit der Kopfbewegung.

> Wie hoch können Sie dieses Mal schauen?
> Ist es wieder leichter oder eventuell schwerer geworden?
> Wie beteiligt sich Ihre Wirbelsäule an dieser Bewegung?

Gehen Sie mit Ihrer Aufmerksamkeit der Wirbelsäule entlang, und beachten Sie, ob jede Stelle klar und deutlich spürbar ist.

> Wie beteiligen sich die einzelnen Wirbel an der Bewegung?
> Welche Abschnitte sind aktiv, welche Wirbel sind unbeteiligt?

16. Drehen Sie sich wieder auf den Rücken, und ruhen Sie sich aus.

> Wie fühlt sich Ihre Ruhelage an?
> Haben Sie mehr Kontakt mit dem Boden, oder weniger?

17. Kommen Sie dann wieder zur Ausgangsstellung in Bauchlage zurück, und heben Sie den Kopf in der Mittelstellung noch einmal hoch, um an der Wand

nach oben zu schauen. Achten Sie darauf, daß der Kopf und die Augen in die gleiche Richtung gehen.
Können Sie jetzt schon weiter nach oben schauen?
Ist die Bewegung leichter, fließender, gleichmäßiger geworden?

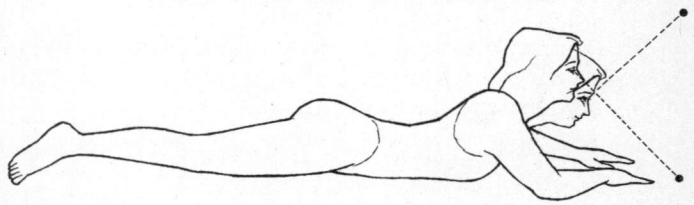

18. Heben Sie nun den Kopf wieder an, bewegen Sie aber die Augen gleichzeitig abwärts, als wollten Sie zum Boden schauen. Wenn Sie dann den Kopf wieder senken, bewegen Sie die Augen aufwärts, als wollten Sie an der Wand nach oben schauen. Führen Sie diese Kopf-Augen-Gegenbewegung einige Male aus.

Wie weit sehen Sie überhaupt die Wand bzw. den Boden?
Bewegen sich Augen und Kopf wirklich gleichzeitig? Oder sind die Augen schneller?

Diese Bewegung ist sicher sehr ungewohnt für Sie. Machen Sie genügend Pausen, und überanstrengen Sie sich nicht. Führen Sie diese gegenläufige Bewegung anfangs sehr klein aus, und steigern Sie erst allmählich die Bewegungsweite.

Wie gut können Sie Augen- und Kopfbewegung differenzieren?

19. Schauen Sie wieder an der Wand entlang nach oben; nehmen Sie den Kopf ebenfalls wieder hoch.

> Hat sich wieder etwas verbessert?
> Wird die Bewegung weicher, fließender?
> Können Sie Ihren Blick noch weiter nach oben richten?

20. Ruhen Sie sich kurz in Bauchlage aus.

21. Legen Sie den Kopf wieder auf die Stirn, und winkeln Sie Ihre Knie an. Heben Sie noch einmal wechselweise die Knie an.

> Hat sich irgend etwas verändert?
> Geht es vielleicht noch leichter?

22. Heben Sie wieder wechselweise ein Knie zusammen mit dem Kopf an. Drehen Sie den Kopf dabei in die Gegenrichtung, d. h., beim rechten Knie drehen Sie den Kopf nach links und umgekehrt. Beachten Sie die Kontaktveränderung am Boden.

> Welche Seite geht einfacher?
> Welche Teile Ihres Rückens sind dabei deutlich spürbar?

23. Heben Sie nun, ganz wenig und nur kurz, beide Knie gleichzeitig an. Lassen Sie anschließend die Knie sofort wieder sinken. Wenn es sehr anstrengend sein sollte, dann stellen Sie sich diese Bewegung nur vor. Im Lauf der Zeit wird dieses gleichzeitige Anheben der Knie leichter werden.

> Was geschieht jetzt im Körper?
> Können Sie immer noch weiteratmen?
> Wo ist jetzt der größte Druck des Rumpfes auf den Boden?
> Wie können Sie sich diese Bewegung erleichtern?

24. Heben Sie nun, zusätzlich zum Anheben beider Knie, den Kopf.

> Wie leicht oder schwer fällt Ihnen diese Kombination?
> Können Sie immer noch frei weiteratmen?
> Wie hoch können Sie jetzt schauen?

25. Drehen Sie sich wieder auf den Rücken, und ruhen Sie sich eine Weile aus.

> Wie können Sie jetzt liegen?
> Wie gut ist Ihr Bodenkontakt, besonders im Bereich des unteren Rückens?

26. Wiederholen Sie jetzt Ihre Testbewegung vom Anfang. Drehen Sie sich noch einmal auf den Bauch, die Arme angewinkelt und die Hände neben dem Kopf, der wieder auf der Stirn liegt. Heben Sie noch einmal den Kopf hoch, um an der Wand entlang nach oben zu schauen.

> Erinnern Sie sich an die Stelle, die Sie zu Beginn bequem sehen konnten?
> Können Sie jetzt weiter nach oben schauen?
> Geht die Bewegung einfacher als vorher?
> Ist der Bewegungsablauf geschmeidiger geworden?
> Beteiligen sich mehr Wirbel an dieser Bewegung als vorher?

27. Legen Sie sich auf den Rücken, und ruhen Sie sich aus. Achten Sie auf den Bodenkontakt.

> Was hat sich verändert?
> Sind Sie mehr oder weniger in Kontakt mit dem Boden?
> Welche Informationen gibt Ihnen der Boden jetzt?

28. Oft ist der Bodenkontakt durch die anhaltende Kontraktion der Rückenstreckmuskulatur deutlich vermindert. Diese Spannung wollen wir wieder reduzieren. Verschränken Sie dazu – in Rückenlage – beide Hände hinter dem Kopf. Heben Sie nun den Kopf an, und halten Sie ihn in der Luft. Heben Sie jetzt wechselweise das rechte und das linke Bein an.

29. Wenn Sie mit der Bewegung vertraut geworden sind, können Sie nun den Kopf und beide angewinkelten Beine anheben. Achten Sie darauf, daß der untere Rücken in gutem Bodenkontakt bleibt.

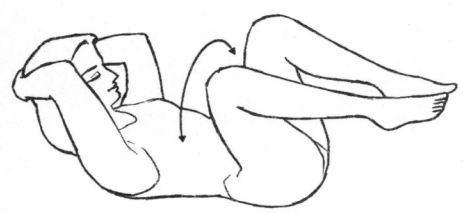

30. Schaukeln Sie jetzt langsam aus dieser Position etwas nach rechts und links. Kippen Sie nicht vollständig auf die Seite, sondern bleiben Sie immer mit dem Kopf, den Armen und den Beinen in der Luft.

31. Legen Sie sich zum Schluß noch einmal ausgestreckt auf den Rücken, und kontrollieren Sie Ihre Körperrückseite.

Liegen Sie nun flacher als vorher, wieder mit mehr Bodenkontakt?
Hat sich Ihre Atmung verändert?
Welche Qualität hat Ihre Liegeposition jetzt?

Ruhen Sie sich noch einige Minuten aus, und stehen Sie dann ganz langsam über die Seite auf. Beachten Sie, wie Sie jetzt stehen.

Fühlen Sie sich größer, gestreckter, leichter?

Gehen Sie etwas im Raum umher, und beobachten Sie Ihr momentanes Empfinden.

Wie stehen Sie in der Welt?
Was spüren Sie?
Welch ein emotionaler Ausdruck entspricht dieser Haltung?
Paßt diese Stimmung zu Ihrem Selbstbild?

Beobachten Sie sich noch etwas, wenn Sie im Raum umhergehen, und nehmen Sie dann etwas von diesem Gefühl hinein in den Alltag. Vielleicht können Sie sich öfters mal an diese Situation, an diese Haltung erinnern.

Lektion 6

Rotation – die Drehung erleichtern

> *Menschen, die spontan den besseren Weg finden,*
> *etwas zu tun, haben die Fähigkeit, kleine*
> *Differenzen in der Wahrnehmung zu entdecken.*

Die Drehung ist eine sehr wichtige und spezifische Bewegung für uns Menschen. Wir werden einige ganz wichtige Komponenten der Drehung erkunden und verbessern. Sie werden erstaunt sein, wie viele alltägliche Handlungen eine Drehbewegung erfordern.

1. Setzen Sie sich auf einen Stuhl, oder besser noch auf einen Hocker. Rutschen Sie nach vorne, so daß Sie auf der vorderen Hälfte sitzen. Die Füße sind im vollen Bodenkontakt und beide Hände auf den Oberschenkeln. Beachten Sie wieder zuerst Ihre Ausgangssituation.

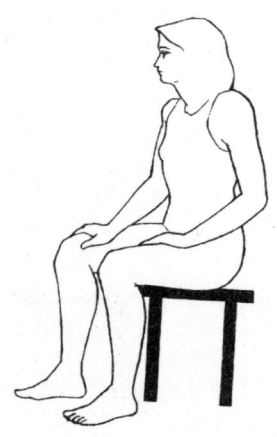

Wie sitzen Sie? Symmetrisch? Einseitig?
Wohin blicken Sie genau?
Sind die Oberschenkel parallel oder eher ge-
spreizt?
Steht ein Knie weiter vorne?

2. Machen Sie dann eine Testbewegung. Schauen Sie
   in Augenhöhe an der Wand entlang nach rechts
   hinten, und beobachten Sie, wie leicht und wie
   weit Sie sich nach hinten drehen können. Merken
   Sie sich eine Stelle an der Wand, die Sie bequem
   erblicken können. Schauen Sie dann in die andere
   Richtung nach hinten, und beobachten Sie, wie
   leicht und wie weit Sie sich im Vergleich zur anderen Seite drehen können. Merken Sie sich auch dort
   eine Markierung an der Wand.

   Gibt es Unterschiede?

3. Schieben Sie nun Ihr rechtes Knie nach vorne und
   dann wieder zur Ausgangsstellung zurück. Wiederholen Sie das einige Male.

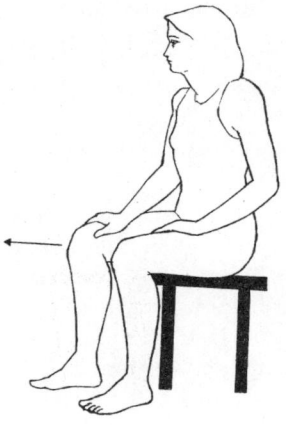

> Nehmen Sie wahr, daß Ihre rechte Beckenseite
> sich mit nach vorne bewegt?
> Was bewegt sich noch?
> Bleibt der Kopf ruhig, oder dreht er mit?
> Wie reagiert Ihre Atmung?

4. Ziehen Sie nun Ihr rechtes Knie nach hinten, und kommen Sie dann wieder zur Ausgangsstellung zurück. Wiederum bewegt sich Ihre rechte Beckenseite mit.

> Wie und wo können Sie das besonders deutlich
> wahrnehmen? Auf der Stuhlfläche? Im Hüftge-
> lenk?
> Was bewegt sich noch alles?
> Drehen sich Ihre Rippen, Ihr Brustkorb mit?
> Wie reagiert Ihr Kopf? Anders als bei der ersten
> Bewegung?

5. Bewegen Sie jetzt die rechte Beckenseite nach vorne und nach hinten, indem Sie wieder das rechte Knie schieben und ziehen. Beobachten Sie, welche Bewegungen dies beim Rumpf, beim Kopf und beim Schultergürtel auslöst.

> Wie verhält sich Ihre Atmung?
> Was geht leichter? Die Vor- oder die Rückwärts-
> bewegung?
> Verändert sich etwas an Ihrer Körpergröße?

6. Setzen Sie sich nun zurück, lehnen Sie sich eventuell an, und beachten Sie den Unterschied zwischen rechter und linker Seite. Wenn dieser Unterschied auch nur sehr geringfügig sein kann, so dürfte er doch zu bemerken sein. Im Verlauf der Lektion wird er deutlicher werden.

7. Begeben Sie sich wieder in die Ausgangsstellung, und starten Sie wieder mit der ersten Bewegung. Schieben Sie die rechte Beckenseite nach vorne und wieder zurück in die Grundposition. Drehen Sie diesmal den Kopf und die Augen mit nach links. Das heißt, Sie akzentuieren die Drehung etwas. Führen Sie nur kleine, weiche Bewegungen aus.

Können Sie unbehindert weiteratmen?
Wird die Drehung vergrößert?
Dreht sich Ihre ganze Wirbelsäule?

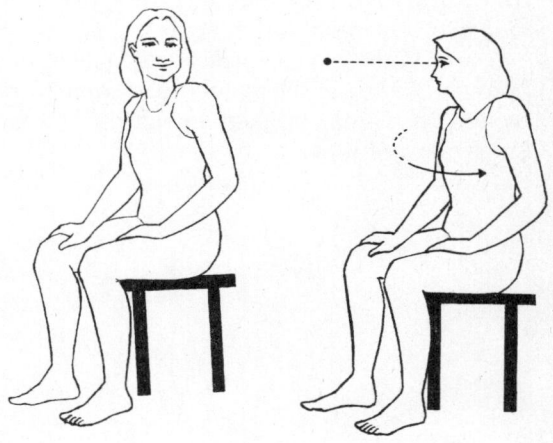

8. Bewegen Sie wieder das rechte Knie und die rechte Beckenseite vor und zurück. Lassen Sie diesmal den Kopf und die Augen nach vorne ausgerichtet. Der Rumpf dreht mit, die Schultern drehen mit, nur der Kopf und die Augen schauen nach vorne.

Wenn Sie einen Punkt vorne an der Wand fixieren, können Sie dann genauso leicht drehen wie vorher?
Ist Ihre Atmung immer noch frei?
Wie leicht geht die Bewegung jetzt?
Wie vertraut ist Ihnen diese Bewegung?

9. Kopf und Augen drehen nun wieder mit nach links, wenn Sie das rechte Knie nach vorne schieben (wie 7.).

> Hat sich irgend etwas verändert im Verhältnis zu vorher?
> Geht die Bewegung jetzt leichter, weiter?

10. Ruhen Sie sich kurz aus, indem Sie sich zurücksetzen und beobachten.

11. Bewegen Sie wieder Ihre rechte Beckenseite vor und zurück. Lassen Sie jetzt den Kopf und die Augen nach links gerichtet, während der Rumpf jedesmal wieder nach vorne zurückkehrt. Vielleicht können Sie sogar die Augen und den Kopf noch weiter nach links drehen im Laufe der weiteren Beckenbewegungen.

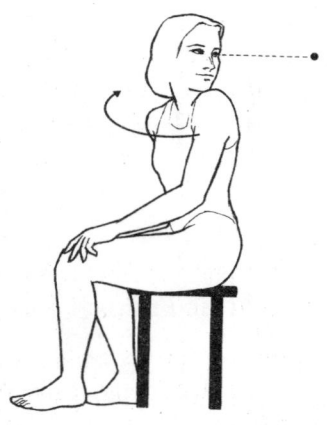

> Bleiben Ihre Augen immer auf dieselbe Stelle gerichtet?
> Ist die Qualität der Beckenbewegung anders als vorher?

12. Machen Sie eine Pause.

> Wie fühlt sich jetzt Ihre rechte, wie Ihre linke Seite an?

Drehen Sie den Kopf versuchsweise nach rechts und dann nach links.

> Hat sich hier etwas geändert bezüglich Qualität und Bewegungsspielraum?

13. Schieben Sie jetzt das linke Knie und die linke Beckenseite nach vorne. Beachten Sie auch hier die übrigen Bewegungskomponenten, wie z.B. die Rumpfdrehung nach rechts.

> Wie beteiligt sich der Rumpf an dieser Bewegung?
> Geht die Bewegung auf dieser Seite leichter?
> Wie verhält sich Ihre Atmung?

14. Ziehen Sie das linke Knie mehrmals zurück.

> Gehen Becken, Brustkorb und Schultern mit?
> Wie frei ist diese Bewegungsrichtung?
> Werden Sie größer oder kleiner?

15. Bewegen Sie nun einige Male das linke Knie, und damit die linke Beckenseite vor und zurück.

> Wie geschmeidig können Sie sich bewegen?

Beachten Sie die Rumpfdrehung nach rechts und links, und machen Sie die Bewegung jedesmal leichter, einfacher und geschmeidiger.

> Was ist mit dem Kopf?
> Bewegt sich Ihr Brustkorb in beide Richtungen gleich?

16. Bewegen Sie wieder das linke Becken zusammen mit dem Knie, und lassen Sie den Kopf und die Augen jeweils in Bewegungsrichtung mitgehen.

> Was fällt Ihnen dabei auf?
> Ist die Atmung immer noch frei?
> Wie weit können Sie nach hinten schauen?

17. Fahren Sie fort mit der Vor- und Rückwärtsbewegung der Beckenseite, lassen Sie aber jetzt Augen und Kopf nach rechts gerichtet, während der Rumpf sich jeweils wieder nach vorne zurückdreht. Vielleicht geht der Blick allmählich sogar etwas weiter nach rechts.

> Ist Ihre Atmung immer noch frei?
> Können Sie die Bewegung noch gelöster ausführen?
> Wie leicht geht diese Bewegung?

18. Machen Sie noch einmal eine kurze Pause. Nutzen Sie diese Pausen aus, um nachzuspüren, wie Sie sich fühlen. Setzen Sie sich zurück, lehnen Sie sich eventuell an, und beachten Sie, was Sie wahrnehmen können.

> Ist der Unterschied zwischen rechts und links größer oder kleiner geworden?
> Fühlen Sie sich anders, gelöster und freier?

19. Setzen Sie sich wieder auf die vordere Stuhlkante, und halten Sie Kopf und Augen nach vorne gerichtet. Beginnen Sie wieder die Beckenseiten vorwärts zu schieben; diesmal rechts und links im Wechsel. Lassen Sie den Rumpf mitdrehen, und achten Sie darauf, die Augen vorne zu lassen, indem Sie einen Punkt an der Wand fixieren.

> Bleibt der Kopf wirklich ruhig?
> Dreht Ihr Brustkorb mit?

> Welche Seite geht leichter nach vorne?
> Bewegen sich Ihre Schultern mit dem Rumpf
> mit?

20. Schieben Sie jetzt die rechte Beckenseite nach
    vorne, und lassen Sie diesmal wieder den Kopf
    und die Augen mitdrehen. Überprüfen Sie, wie
    weit Sie jetzt nach links hinten blicken können.

> Geht Ihr Blick weiter nach hinten als zu Beginn?
> Ist die Bewegung leichter, geschmeidiger ge-
> worden?

21. Führen Sie die gleiche Bewegung auf der anderen
    Seite aus, d.h. die linke Beckenseite nach vorne
    schieben und das Mitdrehen von Augen und Kopf
    zulassen.

> Können Sie sich auf dieser Seite ebenfalls weiter
> drehen?
> Hat sich die Drehung auch qualitativ ver-
> bessert?

22. Setzen Sie sich noch einmal wie zu Beginn auf die
    vordere Stuhlkante, und schauen Sie in Augen-
    höhe an der Wand entlang nach rechts hinten.

> Ist die Bewegung anders geworden?
> Wie weit können Sie jetzt schauen?
> Wie gleichmäßig gelingt Ihnen die Bewegung
> nun?

23. Schauen Sie nach links hinten.

> Wie weit können Sie hier nach hinten schauen?
> Was hat sich noch verbessert?
> Was spüren Sie noch im Körper?
> Sind Sie freier, gelöster, aufrechter?
> Wie erleben Sie jetzt Ihre Atmung?

24. Stehen Sie langsam auf, und beachten Sie Ihre Empfindung im Stand.

> Wie aufrecht fühlen Sie sich?
> Sind Sie vielleicht größer, enspannter oder leichter geworden?

Schauen Sie ein paar Mal nach hinten, nach rechts und nach links.

> Wie beurteilen Sie Ihre Bewegung?
> Wie beteiligt sich der Körper bei dieser Drehung?

Achten Sie jetzt auf den Unterschied zwischen Ihrer rechten und linken Seite.

> Welche Seite geht leichter?
> Welche erscheint Ihnen koordinierter?
> Wie gelöst fühlen Sie sich?

Gehen Sie dann durch den Raum, und spielen Sie etwas mit Ihrer neu gewonnenen Drehfähigkeit.

> Wo können Sie sich diese Bewegung besonders zunutze machen? Beim Autofahren? Im Sport?
> Was hat sich noch verändert?
> Gehen Sie leichter, geschmeidiger?

Genießen Sie dieses Gefühl, und nehmen Sie es mit in den Alltag!
Erinnern Sie sich im Laufe des Tages noch einige Male an dieses Gefühl, und achten Sie darauf, daß Ihre Drehbewegungen frei und leicht bleiben.

Lektion 7

Bewegungsübergang – aus der Rückenlage in den Sitz

Statt Fehler zu vermeiden, verwenden Sie sie lieber absichtlich als Alternative für das, was Sie zunächst als richtig empfinden. Es könnte sein, daß Richtig und Falsch bald die Rollen tauschen.

Viele Menschen haben verlernt, sich geschmeidig von einer Position in die andere zu begeben. Vielmehr setzen sie Schwung und übermäßige Kraft ein, um sich zum Beispiel mit steifem Rücken aus der Rückenlage in den Sitz hochzukatapultieren. Wir wollen eine andere Möglichkeit erforschen und zu einer ursprünglichen und organischen Bewegungsweise zurückfinden.

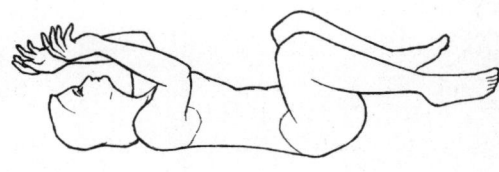

1. Legen Sie sich auf den Rücken, beide Arme angewinkelt in der Luft, Unterarme parallel zum Körper und die Hände in etwa über dem Gesicht. Die Beine in der Luft und ungefähr im rechten Winkel zum Rumpf, die Knie ebenfalls etwa im rechten Winkel.
Suchen Sie sich die Stellung der Arme und Beine, die für Sie am bequemsten ist.
Beachten Sie wiederum Ihren Bodenkontakt – wahrscheinlich werden Sie feststellen, daß Sie am ganzen Rücken gut aufliegen. Spüren Sie die Länge, die Breite und die Fläche Ihres Rückens. Wenn Ihnen die Stellung unbequem wird, ver-

suchen Sie herauszufinden, wo genau es Ihnen unangenehm wird. In den Oberschenkeln, in den
Hüften oder im Bauch? Lassen Sie dann wieder
alles sinken, und ruhen Sie sich aus.
Nehmen Sie noch einmal die Position von eben ein,
versuchen Sie aber, sie noch etwas bequemer zu
gestalten.

2. Verlagern Sie jetzt etwas Ihr Gewicht, und rollen
   Sie geringfügig nach rechts, kehren Sie langsam
   wieder zur Ausgangsposition zurück.
   Beobachten Sie, wie Sie beginnen!

   Können Sie jede Phase der Bewegung kontrollieren, oder purzeln Sie zur Seite?
   Was müssen Sie tun, um wieder in die Mitte zu
   kommen?

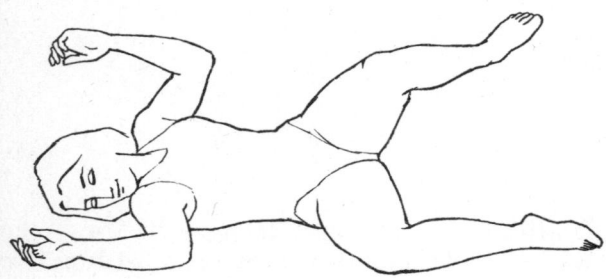

3. Verlagern Sie jetzt Ihr Gewicht auf die andere Seite,
   und rollen Sie langsam nach links und wieder
   zurück.

   Merken Sie einen Unterschied zu vorher?
   Womit beginnen Sie auf dieser Seite?
   Können Sie auf dieser Seite weiter rollen?

4. Rollen Sie jetzt abwechselnd nach rechts und links. Beachten Sie dabei, wie flach Ihr Rücken am Boden abrollen kann.

> Spüren Sie alle Stellen des Rückens gleichmäßig?
> Welche Stellen fühlen Sie besonders deutlich?
> Welche Seite ist Ihnen vertrauter?
> Wo geht es geschmeidiger und weicher?

5. Experimentieren Sie weiter mit dieser Rollbewegung, und vergrößern Sie die Bewegung seitlich. Können Sie sich vorstellen, ganz auf die Seite zu kommen, ohne das Gleichgewicht zu verlieren? Für jedes bißchen Gewicht, das Sie auf die eine Seite bringen, können Sie auf der anderen Seite etwas Gegengewicht zum Ausgleich einsetzen.

> Wie könnten Sie ein Herunterplumpsen auf die Seite vermeiden?

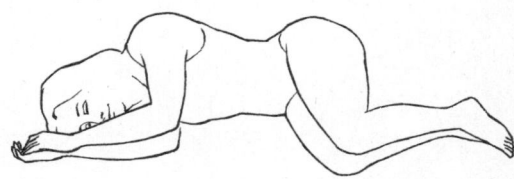

6. Legen Sie sich nun auf die rechte Seite. Die beiden Beine übereinander, Hüften und Knie jeweils etwa im rechten Winkel gebeugt. Beide Arme ebenfalls angewinkelt übereinander, sie sollten ebenfalls ungefähr in einem Winkel von 90 Grad zum Rumpf liegen. Heben Sie langsam das obere, also das linke Bein ab, und leiten Sie so eine Rollbewegung nach links ein.
Beobachten Sie, welcher Körperteil nach dem lin-

ken Bein folgen sollte, um eine gleichmäßige, harmonische Bewegung zu erreichen.

Können Sie weiteratmen?
Können Sie ruckartige Bewegungen vermeiden?

7. Legen Sie sich auf die linke Seite. Nehmen Sie wieder beide Beine übereinander, Knie und Hüftgelenke im rechten Winkel gebeugt. Die Arme ebenfalls wieder übereinander und ungefähr im rechten Winkel zum Rumpf. Rollen Sie aus dieser Position, beginnend mit dem rechten Bein, zur Mitte und dann über die Mitte auf die rechte Seite.

Fällt Ihnen die Bewegung von dieser Seite aus leichter?
Was folgt nach dem Bein als nächstes?

8. Nehmen Sie wieder die Ausgangsstellung auf der rechten Seite ein. Beginnen Sie nun von hier aus mit dem linken Arm, und rollen Sie so von rechts über die Mitte nach links.

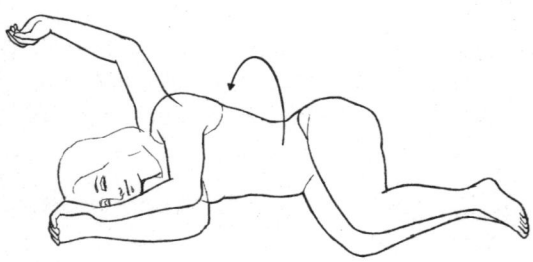

Verläuft die Bewegung jetzt anders als zuvor?
Wann folgt der Kopf?
Wann folgt das linke Bein?

Lassen Sie das linke Bein so lange liegen, bis Sie spüren, daß der Muskelzug des Rumpfes das Bein nachzieht.

Wann folgt das rechte Bein?

Lassen Sie dann das rechte Bein mal so lange liegen, bis Sie spüren, daß die Beinmuskulatur das rechte Bein mitzieht.

9. Legen Sie sich in der Ausgangsstellung auf die linke Seite. Beginnen Sie die Bewegung mit dem rechten Arm.

Wie fühlt sich die Bewegung auf dieser Seite an? Wann beginnt das rechte Bein, sich anzuheben?

Lassen Sie hier das rechte Bein so lange liegen, bis Sie spüren, daß es durch den Muskelzug mitgenommen wird.

Wann hebt sich das linke Bein an?

Legen Sie es bequem ab, und lassen Sie es erst dann in Bewegung kommen, wenn Sie deutlich spüren, wie es vom rechten Bein mitgezogen wird.

10. Rollen Sie einige Male von rechts nach links und wieder nach rechts, und spielen Sie mit den verschiedenen Möglichkeiten der Bewegungsausführung.

11. Legen Sie sich bequem auf den Rücken, und ruhen Sie sich aus.

12. Heben Sie wieder nacheinander beide Beine und Arme in die Luft, und rollen Sie jetzt abwechselnd ganz nach rechts und nach links. Halten Sie beim Ankommen auf der Seite Beine und Arme nicht mehr übereinander, sondern spielen Sie mit Ihren Möglichkeiten, so daß Sie in den verschiedensten Positionen die andere Seite erreichen.

Beispielsweise könnten der rechte Arm und das linke Bein näher am Kopf sein als das rechte Bein.

Wie viele Möglichkeiten gibt es?
Fallen Ihnen bestimmte Kombinationen leichter?
Erkennen Sie gewohnte Bewegungen?

Sollte Ihnen diese Aufgabe schwerfallen, entscheiden Sie sich vor dem Rollen, wo Sie Arme und Beine plazieren wollen.

Wie bereitwillig gehorchen Ihnen Ihre Arme und Beine?
Welche Seite ist die flexiblere?
Welche Seite ist die bequemere?

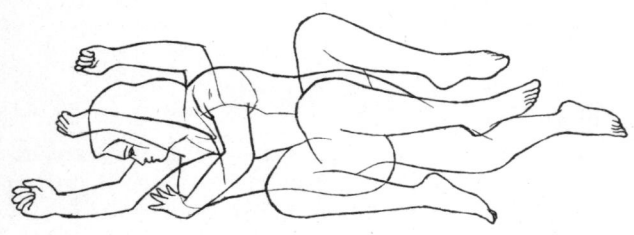

13. Rollen Sie jetzt nach rechts, und plazieren Sie das rechte Bein näher am Rumpf und das linke Bein etwas weiter weg vom Rumpf, also etwas gestreckter. Ebenso nehmen Sie den rechten Arm geringfügig höher, also gestreckter, und den linken Arm näher an den Körper heran.
Rollen Sie jetzt noch etwas weiter nach rechts, indem Sie den Kopf weiter zum Boden drehen, das linke Bein anheben und noch etwas mehr strecken.

Wohin führt Sie diese Bewegung?

Stützen Sie sich zusätzlich auf die Arme, vor allem auf den linken, und... schon sitzen Sie auf der Seite.

Dann probieren Sie es gleich nochmal!
Lassen Sie die Bewegung leichter und geschmeidiger
werden! Kehren Sie auf dieselbe Art und Weise in die
Ausgangsstellung auf den Rücken zurück.

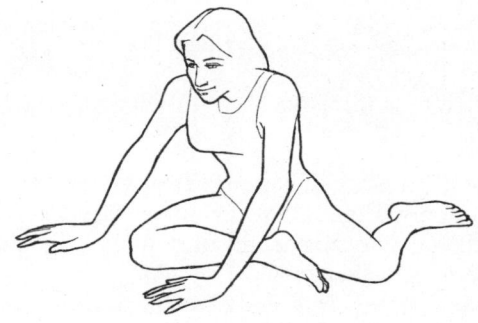

14. Führen Sie den gleichen Bewegungsablauf zur anderen Seite hin aus.

15. Machen Sie jetzt den vollständigen Bewegungsablauf: vom Seitsitz rechts zum Seitsitz links. Plazieren Sie immer wieder mal die Beine und Arme
etwas anders, um die für Sie optimale Position
herauszufinden. Beachten Sie die Bewegung des
Kopfes.

16. Lassen Sie einmal den Kopf bewußt so lange unbeteiligt hängen, wie es Ihnen möglich ist.

> Verändert das den Bewegungsablauf?
> Fällt es Ihnen leichter oder schwerer?
> Wie fühlen Sie sich, wenn Sie Ihren Kopf einmal etwas hängen lassen, etwas weniger schnell ins Spiel bringen?

17. Legen Sie sich wieder ausgestreckt auf den Rücken, und genießen Sie die Entspannung!

> Wie empfinden Sie jetzt den Boden?
> Wie liegen Sie auf?
> Welche Qualität hat Ihre Ruhelage jetzt?

Ähnliche Bewegungen haben Sie vor vielen, vielen Jahren schon einmal gemacht. Erinnern Sie sich an diese spielerischen, vergnüglichen und weichen Bewegungen in Ihrer Kindheit?

Genießen Sie noch einige Zeit die Ruhe, und kommen Sie erst hoch, wenn Sie wirklich dazu bereit sind.

Sind Sie jetzt automatisch in Ihr altes Muster zurückgekehrt, oder haben Sie soeben Ihr »neues« Muster eingesetzt, um vom Liegen zum Sitzen zu kommen?

Lektion 8

Bewegungsübergang – aus der Bauchlage in den Sitz

Wenn ihr nicht wißt, was ihr tut, ist es falsch.
Auch wenn ihr das Gegenteil tut von dem, was
ich sage, ist es richtig, wenn ihr wißt, daß ihr das
Gegenteil tut.
Wenn ihr es nicht wißt, ist es falsch, selbst wenn
ihr macht, was ich sage, und es nicht wißt, ist es
falsch; es ist egal, was ihr tut.

Die Drehung ist eine der wichtigsten Bewegungskomponenten. Hier verbinden wir sie mit einer Streckbewegung in der Wirbelsäule und erleben einen organischen Bewegungsablauf.

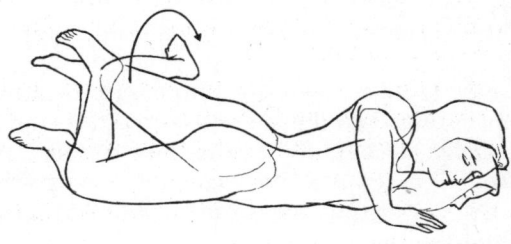

1. Legen Sie sich auf den Bauch. Die Beine ausgestreckt und die Arme angewinkelt auf dem Boden; die rechte Hand liegt auf der linken und die linke Seite des Kopfes auf den Händen, d.h. der Blick ist nach rechts gewandt.
   Beachten Sie, wieviel Bodenkontakt Sie haben.

> Spüren Sie Ihre beiden Seiten gleichmäßig?
> Können Sie Ihre Beckenknochen am Boden fühlen?
> Wo nehmen Sie Ihre Atmung wahr? Im Bauch, im Brustkorb?
> Liegen beide Arme, beide Ellbogen in gleicher Stellung?

123

2. Beugen Sie nun Ihre Beine, so daß die Unterschenkel etwa senkrecht stehen, und bringen Sie die Knie zusammen. Stellen Sie sich vor, Ihre Knie und Füße wären jeweils durch ein Band fest miteinander verbunden. Lassen Sie jetzt Ihre Füße etwas nach links kippen, und kommen Sie dann wieder zur Mittelstellung zurück. Wenn die Knie in Kontakt bleiben sollen, dann wird sich durch diese Bewegung das rechte Knie vom Boden abheben.

> Wie weit kommen Sie mit den Füßen in Richtung Boden?
> Wie verändert sich Ihre Auflagefläche?
> Was macht Ihre Atmung?
> Atmen Sie ein oder aus, oder halten Sie die Luft an während der Bewegung?

Wiederholen Sie diese Bewegung noch einige Male, und organisieren Sie sich so, daß es immer leichter wird.

3. Wechseln Sie die Stellung zur anderen Seite. Legen Sie die linke Hand auf die rechte und Ihren Kopf, der jetzt nach links gewandt sein soll, auf die Hände. Lassen Sie Füße und Unterschenkel nach rechts kippen und von da aus wieder zurück in die Mittelstellung.
Achten Sie darauf, daß rechter und linker Fuß bzw. Unterschenkel stets in Kontakt miteinander bleiben.

> Wie empfinden Sie die Kippbewegung auf dieser Seite?
> Ist es leichter, vertrauter?
> Was verändert sich hier an Ihrer Auflagefläche?

4. Legen Sie dieses Mal die Stirn auf die Hände, und lassen Sie jetzt abwechselnd die Knie nach rechts und links kippen.

Geht es auf beiden Seiten gleich gut?
Wie weit pflanzt sich die Bewegung der Beine
im Körper fort?

Beachten Sie Ihre Ellbogen.

Können Sie dort ebenfalls Bewegung spüren?
Welche Wirbel bewegen sich mit, welche nicht?
Wie verhält sich jetzt die Atmung?

5. Legen Sie sich auf den Rücken, ruhen Sie sich aus.

Wie liegen Sie jetzt auf dem Boden?
Wo hat sich der Kontakt verändert?
Fühlen Sie sich größer und länger oder eher
kürzer, kleiner?

6. Legen Sie sich wieder auf den Bauch. Die rechte
Hand auf die linke Hand und der Kopf, mit Blick
nach rechts, auf die rechte Hand. Lassen Sie nun
die Knie wieder zusammen zur Seite kippen, aber
dieses Mal – bitte vorsichtig – nach rechts.

Spüren Sie einen Unterschied zu der Bewegung
am Anfang?
Wie weit kommen Sie jetzt?
Beteiligt sich der Körper jetzt anders als vorher?
Wie drückt Ihre Rumpfvorderseite auf den
Boden?

7. Wechseln Sie die Stellung zur anderen Seite. Die
linke Hand auf die rechte Hand, den Kopf darauf,
mit Blick nach links. Lassen Sie beide Unterschenkel nach links kippen.

Kommen Sie näher zum Boden als auf der ande-
ren Seite?
Wie weit beteiligt sich jetzt der Körper an dieser
Kippbewegung?
Wie verändert sich die Auflage am Boden?

8. Drehen Sie sich wieder auf den Rücken, und ruhen Sie sich aus. Jetzt können Sie sicher eine große Veränderung spüren.

> Was ist anders?
> Welche neuen Informationen erhalten Sie von Ihrem Körper und vom Boden?

9. Legen Sie sich wieder auf den Bauch. Die Hände etwas neben dem Kopf, aufgestützt, als ob Sie in den Liegestütz kommen wollten, die Ellbogen in der Luft. Der Kopf liegt wieder auf der Seite, dieses Mal mit dem linken Ohr am Boden. Lassen Sie wieder Ihre Unterschenkel nach links sinken, heben Sie dabei leicht den Kopf an, um über die rechte Schulter in Richtung Ihrer Füße zu schauen. Es ist nicht nötig, daß Sie Ihre Füße sehen, nur die Richtung ist entscheidend.

> Verändert das die Bewegung der Unterschenkel?
> Kommen Sie vielleicht schon jetzt zum Boden?
> Welche Hand stützt mehr?

10. Drehen Sie den Kopf auf die andere Seite, mit Blick nach links. Lassen Sie nun die Unterschenkel nach rechts kippen, und heben Sie den Kopf wieder leicht an, um mit Ihrem Blick die Bewegungsrichtung der Füße zu verfolgen. Schauen Sie also über Ihre linke Schulter.

> Können Sie auf dieser Seite leichter zu Ihren Füßen sehen?
> Wie weit kommen Ihre Füße zum Boden?
> Welche Hand stützt mehr?

11. Ruhen Sie sich kurz in Bauchlage aus. Beachten Sie Ihre Atmung.

> Sind Sie außer Atem gekommen?
> Atmen Sie anders als zu Beginn?
> Ist die Bauchlage bequemer geworden?
> Spüren Sie Ihre Wirbelsäule deutlicher?

12. Stützen Sie wieder Ihre Hände wie zum Liegestütz auf, und legen Sie den Kopf auf die Stirn. Winkeln Sie Ihre Beine an, und lassen Sie jetzt wechselweise die Unterschenkel nach rechts und nach links kippen. Heben Sie zusätzlich zu der Kippbewegung den Kopf etwas an, und drehen Sie ihn jeweils zur Gegenseite, um über die Schulter in Richtung Füße zu schauen. Wenn also die Füße rechts nach unten gehen, drehen Sie den Kopf nach links, schauen über die linke Schulter und umgekehrt.

> Geht eine Seite besser?
> Welcher Bewegungsablauf ist flüssiger und geschmeidiger?
> Auf welcher Seite können Sie weiter sehen?

13. Verändern Sie nun die Drehrichtung des Kopfes. Blicken Sie mit der Rechtsbewegung der Füße gleichzeitig und vorsichtig nach rechts über die rechte Schulter, in Richtung Ihrer Füße. Da die Torsion in der Wirbelsäule jetzt größer ist, wird die Bewegung anfangs etwas weniger leicht gehen.

> Können Sie die Bein- und Kopfbewegung so koordinieren, daß sie gleichzeitig vonstatten gehen?
> Was tun Ihre Arme?
> Wie verhält sich Ihre Atmung?

14. Machen Sie jetzt noch einmal die ursprüngliche Bewegung, bei der sich der Kopf jeweils zur anderen Seite dreht, sich also entgegengesetzt zu den Füßen bewegt.

> Geht das jetzt einfacher, leichter, vertrauter?

15. Legen Sie sich auf den Rücken, und ruhen Sie sich aus. Rollen Sie ganz leicht den Kopf nach rechts und links, und beachten Sie, wie leicht diese Bewegung geht. Rollen Sie beide Beine einige Male nach rechts und links, und genießen Sie dann das Nichtstun.

16. Kommen Sie jetzt noch einmal auf den Bauch. Stützen Sie wieder Ihre Hände, als ob Sie in den Liegestütz kommen wollten, winkeln Sie die Knie an, und beginnen Sie nochmals mit der Kippbewegung nach links. Schauen Sie über die Gegenseite in Richtung Ihrer Füße. Heben Sie nun, während der Kippbewegung, das rechte Bein vom linken Bein leicht ab, und führen Sie dieses weiter nach hinten, hinter das linke Bein zum Boden. Wenn Sie nun mit den Armen mehr stützen, können Sie den Oberkörper leicht anheben. Verfolgen Sie weiterhin mit den Augen Ihre Füße, und schon . . .

> Welchen Arm können Sie vom Boden lösen?
> Wo ist Ihr Gewicht?
> Was ist mit dem linken Arm?

Kehren Sie in der umgekehrten Weise zurück zum Boden in die Bauchlage.

17. Führen Sie diese Bewegung auf der anderen Seite aus. Die Beine nach rechts kippen lassen, Kopf nach links drehen, dabei das linke Bein leicht vom rechten Bein abheben und nach hinten führen. Die Arme stützen etwas mehr und helfen mit, den Oberkörper hochzuführen.

128

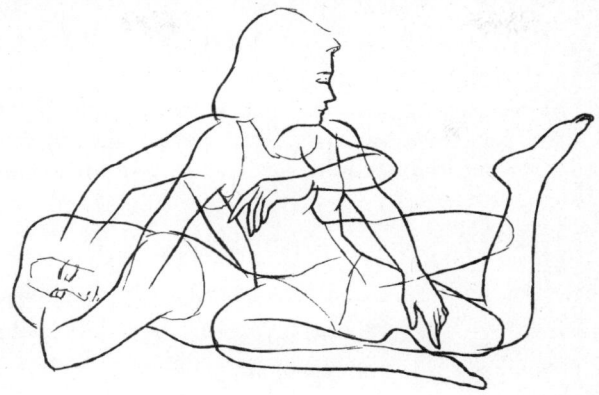

18. Führen Sie jetzt einen kompletten Bewegungsablauf aus, von einer Seite zur anderen und wieder
zurück. Achten Sie darauf, daß Sie den Bewegungsablauf immer gleichmäßiger und harmonischer gestalten können.

Wie frei kann Ihre Atmung fließen?
Gibt es noch ruckartige Momente?
Wo kann die Bewegung noch flüssiger und wei-
cher werden?
Besteht ein Unterschied zwischen den beiden
Richtungen?

19. Wenn die Bewegung gleichmäßig und geschmeidig geworden ist, können Sie sie etwas beschleunigen, achten Sie aber darauf, daß die Qualität der
Bewegung erhalten bleibt oder noch besser wird.

20. Kehren Sie wieder zur Bauchlage zurück, und ruhen Sie sich aus. Nehmen Sie noch einmal wahr, wie Sie sich in dieser Position fühlen.

> Ist es anders als am Anfang?
> Wie hat sich Ihre Atmung verändert?
> Welche Qualität hat Ihre Ruhelage jetzt?

21. Drehen Sie sich auf den Rücken, und achten Sie auf Ihre Liegeposition, Ihre Atmung und auf Ihre Entspannung. Beobachten Sie zuletzt, wie Ihr Bodenkontakt ist.

> Was ist neu an dieser Situation?

Rollen Sie den Kopf leicht nach rechts und links.

> Geht das noch leichter als vorher?
> Welche Seite geht besser?

22. Kommen Sie langsam über die Seite zum Sitzen und dann zum Stehen. Fühlen Sie Ihren Stand.

> Wie stehen Ihre Füße auf dem Boden?
> Wie stabil erleben Sie sich?
> Fühlen Sie sich größer, leichter, weiter?

23. Schauen Sie sich um. Blicken Sie nach rechts hinten und nach links hinten.

> Wie weit können Sie bequem schauen?
> Wohin verlagert sich Ihr Gewicht, aufs rechte oder aufs linke Bein, wenn Sie nach rechts bzw. links schauen?

24. Gehen Sie dann einige Schritte durch den Raum, und nehmen Sie wahr, wie Sie sich fühlen.

> Was geht in Ihrem Kopf vor?
> Wie würden Sie diesen Gang und seine Ausstrahlung charakterisieren? Stolz? Elegant? Hochnäsig? Arrogant oder würdevoll?

Nehmen Sie dieses Gefühl mit in den Alltag, und erinnern Sie sich ab und zu daran.

> In welcher Situation wäre diese Haltung nützlich?
> Wo wäre sie eher hinderlich?
> Wann möchten Sie sich wieder so fühlen?
> Kennen Sie Menschen, die auf diese Art und Weise gehen?

Kosten Sie diese Situation noch etwas aus, bevor Sie in Ihr Tagesprogramm zurückkehren.

4. Anwendung der Feldenkrais-Methode

Eine allgemeine und grundlegende Lernstrategie

Um die Anwendung der Feldenkrais-Methode für die verschiedensten Beispiele aufzuzeigen, wollen wir hier eine wichtige Lernstrategie in stark vereinfachter Form darstellen, und Ihnen so die Möglichkeit bieten, sich einige der genialen Ansätze von Moshé Feldenkrais für Ihre persönliche Situation zunutze zu machen.

Strategie zum Verändern von Gewohnheitsbewegungen

1. Gewohnheitsmäßig handeln

Ausgangspunkt ist eine bestimmte Bewegung aus dem Alltag, ein sportlicher Bewegungsablauf oder eine Problembewegung, die zum Beispiel Schmerzen bereitet.

Was ist das für eine Bewegung?
Wozu führe ich sie aus?
Mache ich die Bewegung mechanisch, oder führe ich sie bewußt und kontrolliert aus?
Wie oft bewege ich mich so im Alltag?

Wir betrachten dieses Muster nicht als selbstverständlich oder unabänderbar, sondern verfolgen mit Interesse die Zusammenhänge.

2. Wahrnehmen und Beobachten der Handlung

Die Bereitschaft, sich Zeit zu nehmen und das Verhalten zu beobachten, verfeinert die Wahrnehmung und bringt zu Bewußtsein, daß Bewegungen mehr aussagen, als beim ersten Blick erkennbar ist.

Ist die Bewegung gleichmäßig und fließend oder hastig und ruckartig?
Halten Sie die Luft an, oder beißen Sie die Zähne zusammen?
Was bewegt sich eigentlich alles mit und was nicht?

Wir wollen unsere Wahrnehmung, besonders im Bereich der körperlichen Empfindung verbessern und unsere Bewußtheit über unser Verhalten vergrößern.

3. Auswertung und Alternativen finden

Wir übernehmen die Verantwortung für diese Handlung und fragen uns, was wir verbessern können oder wodurch Probleme und Schmerz bei dieser Bewegung hervorgerufen werden.

Wo verspannen Sie sich, und wo bewegen Sie sich übermäßig?
Überschreiten Sie Ihre Bewegungsgrenzen?
Was behindert einen flüssigen Bewegungsablauf?
Wo fühlen Sie sich blockiert?

Wir entscheiden uns, eine Veränderung vorzunehmen und finden Alternativen zu diesem Bewegungsablauf.

4. Experimentieren und Variieren

Wir schaffen eine ruhige und streßfreie Lernsituation und erlauben uns, in spielerischer Weise verschiedene Variationen zu der gewohnten Bewegung zu erforschen. Wir unterbrechen somit unsere stereotype Handlung und machen uns Alternativen verfügbar.

Können Sie Ihre Bewegung verkleinern, verlangsamen und fließender ausführen?

Können sich andere Körperabschnitte mitbeteiligen, um sozusagen die Arbeit der Bewegung zu verteilen und zu reduzieren?

Wird durch eine Richtungsänderung oder eine bestimmte zusätzliche Drehung die Ausführung wesentlich erleichtert?

Je vielfältiger und variationsreicher unser Bewegungsmuster ausgeführt werden kann, um so flexibler und universeller einsetzbar werden für uns später die gelernten Bewegungen. Finden Sie kleine, aber viele verschiedene Variationen zu Ihrer ursprünglichen Bewegung. Sie lernen dabei, Ihre Bewegung zu differenzieren, und Sie lernen, wesentliche Verbesserungen zu erzielen.

Wir lernen, daß nichts fest ist, außer unserer Meinung, daß dieses oder jenes unabänderlich sei.

5. Vergleichen und Auswerten

Beurteilen Sie die Ausführungen. Die Qualität der Bewegungen, die Koordination und der Bewegungsfluß stehen dabei im Vordergrund.

Was ist Ihnen aufgefallen?

Durch was ist die Handlung leichter und einfacher geworden?

Welche Muster wurden überflüssig?

Was bewirkte letztlich eine Verbesserung?

Entwickeln Sie einen Sinn für Leichtigkeit und Harmonie!

6. Verändertes Tun in den Vordergrund bringen

Stellen Sie sich vor, wie Sie diese Verbesserung im Alltag einsetzen können. Um die gewonnenen Erkenntnisse aus der Übungssituation in das tägliche Tun übertragen zu können, werden ab und zu Signale und Erinnerungszeichen benötigt. Stellen Sie sich also ruhig einmal vor, wie es wäre, wenn Sie jetzt schon die Verbesserungen in Ihr Handeln einbeziehen würden?

Wie wäre es, wenn Sie sich flexibler, leichter und bewußter im Alltag verhalten würden?
Wann werden Sie Ihr neues Verhalten einsetzen?
Was könnten Sie noch zusätzlich verändern?
Wie werden Sie sich fühlen?

Wir wollen unser neues, verbessertes Verhalten in den Alltag integrieren und dabei wieder mehr Wert auf Qualität und Bewegungsökonomie legen als auf die hastige Erledigung einer Aufgabe.

Feldenkrais in der Therapie

Leben ist ein Prozeß, ein Vorgang, eine Funktion,
etwas, das immer in Bewegung ist; und es
anzuhalten, es definieren, es wie einen
unverrückbaren Gegenstand heilen zu wollen ist
vollkommen absurd. Der Prozeß ist zu
korrigieren, reorganisieren und dann, falls irgend
ein Defekt oder Fehler in der Struktur da ist, wird
der neue Prozeß sie umstrukturieren, um sie der
Funktion besser anzupassen.

Wie können wir diesen Lernprozeß in der Therapie
einsetzen? Oder – wie können wir Patientinnen und
Patienten durch einen eigenständigen Lernprozeß führen? Ziel sollte nicht nur sein, Schmerzen zu lindern
oder zu beseitigen, Funktionsstörungen zu beheben
und Spannungen und Unwohlsein aufzuheben. Angeregt werden soll auch das stetige und selbständige
Verbessern von Bewegungsmustern; Fortschritt soll er-
lebbar gemacht werden, die Bewußtheit der Patientinnen und Patienten für sich und ihr Verhalten soll erweitert werden. Angestrebt werden auch inneres Wachs-
tum und Persönlichkeitsreife.

Sich immer besser zu bewegen bis ins hohe Alter
setzt voraus, daß wir uns unverkrampft, ökonomisch
und harmonisch bewegen.
Bei solch adäquatem Gebrauch unseres Bewegungsap-
parates können alle körperlichen Strukturen den täglichen Anforderungen ohne Schaden gerecht werden,
und selbst im hohen Alter kann die Unversehrtheit des
Muskel-Skelett-Systems im Rahmen der natürlichen
Anpassung gewährleistet sein.

In der Wirklichkeit sieht die Situation anders aus.
Ein Blick in die Arztpraxen und Krankenstatistiken
zeigt den besorgniserregend hohen Anteil von Patientinnen und Patienten mit Schmerzen am Bewegungsapparat.

Wer hat noch nie Rückenschmerzen, Schulter- und Nackenprobleme oder Gelenksteifigkeiten gehabt? So vielfältig die Ursachen auch sein können, es läßt sich allgemein immer aufzeigen, daß ein krasses Mißverhältnis von Belastung und Belastbarkeit vorliegt. Schmerzen am Bewegungsapparat gehen immer einher mit Funktionsstörungen, und es ist oft nicht der Schmerz, sondern die funktionelle Problematik, die der Behandlung bedarf. Da die Feldenkrais-Methode an der menschlichen Bewegung und deren Verbesserung arbeitet, ist sie somit ein hervorragendes Instrument, um Funktionsstörungen zu beheben und Schmerzzustände zu beseitigen.

Belastung – Belastungsfähigkeit

Der menschliche Organismus ist vielfältigen *Belastungen* ausgesetzt. Zu nennen sind physikalisch-mechanische, chemisch-thermische, biologische und psychologische Faktoren. Demgegenüber steht die *Belastungsfähigkeit* des menschlichen Organismus. Im Normalzustand können diese Anforderungen ausgezeichnet bewältigt werden. Ja, unser Organismus benötigt sogar ein gewisses Maß an Belastung (z. B. Schwerkraft), um überhaupt funktionieren zu können. Oft entsteht jedoch ein krasses Mißverhältnis zwischen diesen beiden Komponenten, und es entsteht eine statische oder dynamische Überbelastung, die allmählich nicht mehr ausgeglichen werden kann. Es kommt zu Funktionsstörungen und nach und nach zu Schmerzen, die sich verselbständigen und chronisch werden können.

In einer kurzen Übersicht wollen wir nachvollziehen, wie es dazu kommen kann und wie wir Lösungen finden, um damit umzugehen und unsere Funktionen zu verbessern. So schaffen wir für den Organismus Bedingungen einer optimalen Heilungssituation, Bedingungen, die den Heilungsprozeß nicht mehr behindern, sondern ihn fördern und beschleunigen.

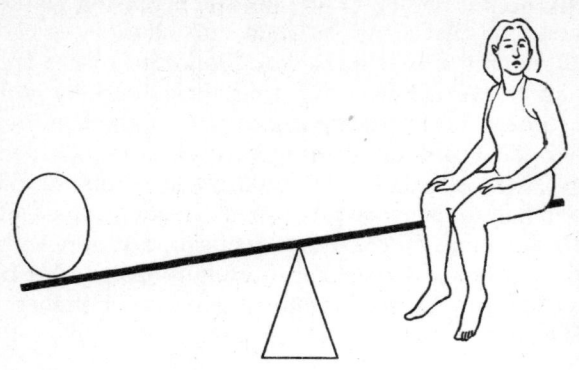

A) Belastungsfaktoren

Finden Sie Ihre eigenen Faktoren!

Statische Belastung:
– ungünstige, einseitige Haltung
– unökonomische Arbeitsplätze (Stühle, Schreibtische, Autositze etc.)
– . . . .
– . . . .

Dynamische Belastung:
– lange, einseitige Arbeitsvorgänge
– unvorteilhafte Arbeitsplatzeinrichtungen, die unzweckmäßige Bewegungen erfordern
– häufiges, schweres Lastenheben
– . . . .
– . . . .

Thermische Faktoren:	– Zugluft / Klimaanlage
	– Kälte
	– Feuchtigkeit
	– . . . .
	– . . . .

Thermische
Faktoren: – Zugluft / Klimaanlage
                       – Kälte
                       – Feuchtigkeit
                       – . . . .
                       – . . . .

Psychische Faktoren: – Terminstreß
                       – Arbeitsdruck / Leistungs-
                         druck
                       – familiäre Belastungen
                       – . . . .
                       – . . . .

Erstellen Sie ruhig einmal Ihr persönliches Belastungs-
profil. Sie werden erstaunt sein, was Ihr Organismus
alles aushalten muß.

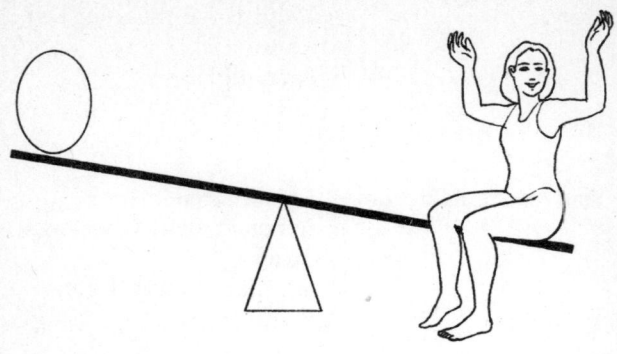

B) Faktoren der Belastungsfähigkeit

Finden Sie wieder Ihre eigenen Faktoren!

Entspannung:
- regelmäßige Entspannung der Muskulatur
- Wechsel von Anspannung und Entspannung
- Gleichgewicht im vegetativen Nervensystem
- gute Durchblutung
- . . . .
- . . . .

Bewegung:
- Rhythmischer Wechsel zwischen An- und Entspannung
- vielfältiger und abwechslungsreicher Körpereinsatz
- sinnvolle Arbeitsziele
- Schulung von Kraft, Ausdauer und Koordination
- . . . .
- . . . .

Ernährung:	– vielseitige und hochwertige Ernährung
	– konfliktfreies Eßverhalten in jeder Hinsicht
	– . . . .
	– . . . .
Entschlackung:	– Entfernen der Schadstoffe und Giftstoffe aus dem Körper
Vitaltität:	– Steigerung der Lebenskraft
	– Befreiung der Atmung
	– . . . .
	– . . . .
Psyche:	– regelmäßige psychische Entspannung
	– Wahrnehmung und adäquate Ausdrucksmöglichkeit der Gefühle
	– Gedankenkontrolle und Vermeidung von destruktiven Gedankenmustern
	– Konfliktlösungsfähigkeit und Übereinstimmung von Denken, Fühlen und Handeln
	– klare Zielsetzungen
	– Selbstentfaltung
	– . . . .
	– . . . .
Berufs- und Arbeitsleben:	– erfüllende Arbeitsaufgaben
	– ökonomische Arbeitstechniken
	– sinnvolle und menschengerechte Arbeitsplanung
	– . . . .
	– . . . .

Was baut Sie auf, und was stärkt Sie besonders?
Notieren Sie, welche Faktoren bei Ihnen Energie,
Freude und Harmonie, und damit eine Erhöhung Ihrer
Belastungsfähigkeit auslösen:

. . . .
. . . .
. . . .
. . . .

Prinzipielles Vorgehen zur Verbesserung
von Funktionsstörungen bei Schmerzzuständen
am Bewegungsapparat:

1. Verminderung der Belastung,
2. Erhöhung der Belastungsfähigkeit.

Oder anders formuliert:

Ruhe – *dort, wo nötig, und* **Bewegung** – *dort, wo möglich!*

Eine Grundstrategie in der Feldenkrais-Methode

1. Bewußtmachen der Ausgangssituation.
2. Spannungsüberschuß abbauen und fixierte Muster
   lösen.
3. Erreichen des optimalen, dynamischen Grundspan-
   nungszustandes.
4. Aufbau von ökonomischem Verhalten in Grundbe-
   wegungen (Haltung, Atmung, Gehen, Sitzen und
   Bewegungsübergänge).
5. Aufbau von adäquaten Bewegungen im Arbeits-
   leben (Flexibilisierung von Bewegungsmustern).
6. Steigerung der Bewußtheit (um weitere Überbelastungen zu vermeiden und ökonomische Bewegungsabläufe vermehrt in den Alltag zu integrieren).

Maßnahmen

. . . aufgezeigt am Beispiel von akuten Rückenschmerzen

> *Die Bewegung jedes Körperteils hat eine
> gleichzeitige Umorganisation und Bewegung der
> anderen Strukturen des Körpers zur Folge, also
> eine Bewegung des ganzen Köpers, die ein neues
> Gleichgewicht herstellen soll.*

Nach erfolgter medizinischer Abklärung können Sie mit den untenstehenden Möglichkeiten Ihre Selbstheilungskräfte aktivieren und Ihre Schmerzen lindern oder gar ganz beseitigen.

1. Optimale Lagerung

Legen Sie sich bequem auf den Rücken. Suchen Sie sich die absolut optimale Position. Nehmen Sie Kissen, Rollen, Hocker oder was auch immer Sie benötigen, um eine Lage des Körpers zu erreichen, in der Sie weitgehend oder ganz schmerzfrei sind. Oft ist das Plazieren der Beine im rechten Winkel sehr hilfreich.

2. Körperwahrnehmung

Geben Sie Ihr Körpergewicht vollständig an den Boden bzw. an die Kissen o. ä. ab. Je weniger Sie selbst halten, um so besser kann sich der gesamte Körper entspannen.

3. Entspannung

Wandern Sie mit Ihrer Aufmerksamkeit durch den Körper, und suchen Sie Spannungen und Unannehmlichkeiten, lösen Sie diese, soweit es Ihnen möglich ist. Entdecken Sie alle Stellen, die Sie unbewußt festgehalten haben.

4. Freie Atmung

Beobachten Sie Ihre Atmung. Stellen Sie fest, wo Sie atmen, und vor allem, wo Sie die Atembewegung nicht zulassen. Lassen Sie die Ausbreitung der Atembewegung zu. Legen Sie eine Hand nacheinander auf verschiedene Körperstellen: unterhalb des Schlüsselbeines, unter die Achselhöhle, auf das Brustbein, seitlich auf den Brustkorb, auf den oberen Bauch und auf den Unterbauch im Schambeinbereich. Spüren Sie Ihre Atembewegungen dabei.

Legen Sie dann eine Hand auf den Bauch, und beginnen Sie Ihre Atembewegung bewußt etwas zu vergrößern. Lassen Sie Ihre Bauchdecke etwas weiter herauskommen und Ihre Hand mit anheben. Lassen Sie dann Ihren Bauch etwas mehr einsinken, vielleicht ziehen Sie ihn sogar leicht ein, so daß sich Ihre Hand ebenfalls senkt. Führen Sie nur wenige Atemzüge dieser Art aus.

5. Kleine, leichte und schmerzfreie Bewegungen

Probieren Sie nun aus, welche Teile Ihres Körpers Sie ohne Schmerzen bewegen können. Beginnen Sie mit den Stellen, die weit entfernt vom Schmerzort sind, also zum Beispiel mit den Füßen, dem Kopf, den Armen und dem Schultergürtel.

In einem nächsten Schritt können Sie – nur bei Schmerzfreiheit – den Bereich des Beckens und der Lendenwirbelsäule bewegen.

Vorschlag 1:

Halten Sie mit Ihren Händen die Ellbogen fest, und führen Sie diese in die Höhe. Ziehen Sie mit der rechten Hand den linken Ellbogen nach rechts. Lassen Sie den Körper soweit mitgehen, wie es ohne Probleme geht. Vielleicht kommt der Brustkorb etwas mit? Führen Sie diese Bewegung auch auf der anderen Seite aus. Ziehen Sie also mit der linken Hand den rechten Ellbogen nach links. Beteiligt sich Ihr Rumpf genau so wie auf der ersten Seite? Führen Sie diese Bewegung dann wechselweise aus, bis Sie ein gleichmäßiges und sanftes Rollen Ihres Rumpfes nach rechts und links ermöglichen können.

Vorschlag 2:

Verschränken Sie Ihre Hände hinter dem Kopf, und heben Sie den Kopf mit Hilfe der Hände langsam etwas vom Boden ab. Lassen Sie Ihren Brustkorb mehr und mehr mitgehen. Heben Sie dann den Kopf hoch, und drehen Sie ihn dabei etwas nach rechts und nach links, oder, anders ausgedrückt, lassen Sie Ihren Blick in verschiedene Richtungen gleiten und den Kopf folgen.

Vorschlag 3:

Verschränken Sie wieder Ihre Hände hinter dem Kopf. Lassen Sie nun aber den Kopf am Boden, und schieben Sie den Kopf mit kleinen Rutschbewegungen nach rechts und links.

Kombinieren Sie diese Seitbewegung mit einem Anheben des gegenseitigen Armes. Wenn Sie nach rechts gerutscht sind, heben Sie langsam den linken Ellbogen und eventuell noch den Kopf dazu. Führen Sie diese Bewegung ebenfalls auf beiden Seiten aus, aber immer nur, soweit dies ohne Schmerz möglich ist.

Vorschlag 4:

Bewegen Sie beide Fußspitzen aufwärts, abwärts, rechts, links, und kreisen Sie dann in beide Richtungen. Auch hier achten Sie wieder darauf, wie weit sich Ihr Körper beteiligen kann. Lassen Sie zum Beispiel die Knie mitbewegen. Rutschen Sie auch mit den Fersen etwas auf der Unterlage aufwärts (kopfwärts) und abwärts, dann nach rechts und links. Auch hier führen Sie zuerst die Bewegung ganz klein und lokal aus und lassen sie erst im Lauf der Zeit – bei Schmerzfreiheit – größer werden und sich ausbreiten.

6. Abbau von Zusatzspannungen und parasitären Mustern

Vermeiden Sie bei allen Bewegungen zusätzliche Spannungen oder Verkrampfungen im Bereich von Kiefer und Mund, Nacken, Bauch und Schultergürtel.

Vielen von uns ist schon als Kind beigebracht worden: »Sei stark, beiß die Zähne zusammen und halt aus!«, und genauso verbissen sind viele Menschen geblieben: mit stark verspannter Kaumuskulatur und blockiertem Unterkiefer. Zusätzlich sind noch die Hals- und Nackenmuskeln verkrampft. Zähneknirschen, Kiefergelenkstörungen und hochgradige Nackenverspannungen sind die Folge.

Diese behindernden Spannungen breiten sich dann oft im ganzen Körper aus und verschlimmern die Situation an anderen Stellen.

7. Alternativen finden für unfunktionelle und strapaziöse Bewegungsmuster

Mit der allgemeinen Strategie, wie sie zu Beginn dieses Kapitels beschrieben wurde, können Sie unpassende und problematische Bewegungs- und Verhaltensmuster entdecken und verbessern.

8. Übertragung der befreiten, leichten und ökonomischen Bewegungsmuster in den Alltag

Variieren Sie Ihre Handlungen, und nehmen Sie als Maßstab immer wieder die leichte, fließende und harmonische Bewegung, achten Sie auf eine ungehinderte Atmung.

So wissen Sie, Sie sind Ihrer ökonomischen und optimalen Bewegungsmöglichkeit auf der Spur, und Sie gebrauchen Ihren Körper in der sinnvollsten und besten Art und Weise.

Feldenkrais im Sport

Man denkt immer nur an das Ziel, an das Ende
der Bewegung und nicht an die Leichtigkeit.
Zielgerichtetheit blockiert das Gehirn. Immer nur
das tun, was das Ziel verlangt, überfordert uns
oft, wir überschreiten unsere Grenzen und dann
ist Lernen und Verbesserung unmöglich.

Gerade im Sport ist es außerordentlich wichtig, funktionsgerechte Bewegungsabläufe auszuführen, um ein Optimum an Geschwindigkeit, Kraft oder Ausdauer zu erreichen. Und doch ist es erschreckend, wie unökonomisch und verkrampft viele Sportler und Sportlerinnen im Amateur- und auch im halbprofessionellen Bereich ihre Bewegungen ausführen. Hochgezogene Schultern, steifer Rumpf und mangelnde Beweglichkeit infolge von Dysfunktionen und Muskelverkürzungen sind fast die Regel. Erstaunlich, wie wenig im herkömmlichen Training auf körpergerechte und funktionelle Bewegungsabläufe geachtet wird.

Es ist ganz leicht, bemerkenswerte Leistungsverbesserungen zu erzielen, wenn die Bewegungsqualität optimiert wird. Wir wollen hier am Beispiel des Gehens, des Joggens und des Sprints Möglichkeiten zeigen, um ungünstige Bewegungsmuster zu erkennen und zu verändern.

Der elementarste menschliche Bewegungsablauf: Gehen!

Wenn möglich, sollten Sie diese Lektion im Freien ausführen, denn das erlaubt unbehindertes, zügiges Gehen. Andernfalls schaffen Sie sich genügend Platz in der Wohnung, um einige Schritte frei zu gehen.

1. Gehen Sie in Ihrer normalen, gewohnten Art umher. Beginnen Sie, die Bewegungen Ihres Körpers zu erforschen, um zu sehen, was Sie lernen können.

2. Achten Sie jetzt vor allem auf Ihren rechten Fuß und Ihre rechte Hüfte.
   Wie bewegt sich Ihre rechte Hüfte, wenn der rechte Fuß nach vorne kommt?
   Gehen Sie weiter, und machen Sie sich die Bewegung bewußt.
   Bewegt sich die Hüfte überhaupt?
   Bewegt sich die rechte Hüfte vorwärts oder rückwärts?
   Tatsächlich bewegt sich die Hüfte in verschiedenen Richtungen, aber die Hauptbewegung ist vorwärts.

3. Gehen Sie noch etwas weiter, bis diese Bewegung ganz deutlich in Ihr Bewußtsein kommt.

4. Während Sie nun weiter gehen, richten Sie Ihre Aufmerksamkeit auf die Bewegung Ihrer rechten Schulter.
   Was macht die rechte Schulter, wenn der rechte Fuß vorwärts schwingt?
   Bewegt sie sich vorwärts oder rückwärts?
   Um das besser zu spüren, achten Sie zuerst auf die Bewegung Ihrer rechten Hand. Wenn Sie diese Bewegung deutlich wahrnehmen, wandern Sie mit Ihrer Aufmerksamkeit zum Ellbogen hoch, dann zur rechten Schulter. Sie werden erkennen, daß sich die rechte Schulter nach hinten bewegt. Gehen Sie weiter, und beachten Sie diesen Zusammenhang: Wenn der rechte Fuß nach vorne kommt, dann bewegt sich die rechte Schulter nach hinten.

5. Beachten Sie beim Weitergehen diese Gegenbewegung von rechter Hüfte und rechter Schulter, und beginnen Sie, diese Bewegung etwas zu übertreiben. Wenn der rechte Fuß einen Schritt nach vorne macht, dann bewegt sich die rechte Hüfte mit nach vorne, und die rechte Schulter schwingt zurück. Übertreiben Sie ruhig die Bewegung, vergrößern Sie sie, mehr als Sie es sonst tun.

6. Wenn Sie sicher in der Bewegung sind, führen Sie diese verstärkte Bewegung auch auf der anderen Seite aus.

7. Gehen Sie eine Weile in dieser übertriebenen Art, und achten Sie vor allem auf die Bewegung in der Hüfte und im Schultergürtel. Kehren Sie dann wieder zu Ihrem ursprünglichen Gang zurück.

8. Nun kommt die einschneidende Veränderung. Halten Sie jetzt die rechte Hüfte und die rechte Schulter so miteinander verbunden, daß keine Bewegung mehr zwischen ihnen stattfinden kann, keine voneinander unabhängige Bewegung mehr möglich ist. Sie können den rechten Arm zur Hilfe nehmen, indem Sie ihn gestreckt an der Seite halten und die Handfläche am Oberschenkel fixieren. Nun geht mit dem rechten Fuß Ihre ganze rechte Seite vorwärts. Auch wenn sich das sehr ungewohnt und schrecklich anfühlen mag, gehen Sie noch etwas auf diese Art.

9. Lösen Sie nun diese Verbindung zwischen Schulter und Hüfte, und gehen Sie wieder in der vorherigen Weise, mit der übertriebenen Gegenbewegung der rechten Hüfte und der rechten Schulter.
Geht das jetzt leichter?
Ist es vertrauter geworden?

10. Gehen Sie jetzt wieder ganz normal, ohne irgend etwas Besonderes zu tun.
Können Sie Ihre Hüftbewegung spüren, wenn der rechte Fuß nach vorne kommt?
Können Sie Ihre Schulterbewegung spüren, wenn der rechte Fuß nach vorne kommt?

11. Bleiben Sie ruhig stehen, und achten Sie auf Ihren Körper.
Spüren Sie einen Unterschied zwischen der rechten und der linken Seite?

Welche Seite war die aktivere? Ist das spürbar?
Welches Bein ist mehr belastet? Wie stehen Sie?

Führen Sie diese Bewegungen auch auf der linken
Seite aus.

12. Beachten Sie die linke Hüfte und die linke Schulter,
wenn der linke Fuß nach vorne kommt.
Wohin bewegt sich die linke Hüfte?
Wohin geht die linke Schulter?
Sind diese Bewegungen anders als auf der rechten
Seite?

13. Übertreiben Sie diese Gegenbewegung.
Fällt Ihnen das auf dieser Seite leichter?

14. Blockieren Sie jetzt die Beweglichkeit zwischen der
linken Hüfte und der linken Schulter, und gehen
Sie so weiter.
Fühlt sich das vertrauter an?

15. Kehren Sie wieder zur anderen Version zurück, mit
der übertriebenen Gegenbewegung, und gehen Sie
noch einige Zeit.
Wird diese Art des Gehens jetzt klarer, vertrauter?

16. Gehen Sie weiter, ohne etwas Besonderes zu tun.
Wie empfinden Sie Ihr Gehen jetzt?
Was ist anders?

17. Bleiben Sie nun stehen, und spüren Sie nach, wie
Ihr Zustand in Ruhe ist.
Gibt es noch Unterschiede zwischen rechts und
links?
Wo ist Ihr Gewicht jetzt? Auf dem rechten oder
linken Bein?

18. Gehen Sie wieder. Achten Sie dieses Mal auf die
rechte Hüfte und die *linke* Schulter.
Wie bewegen sich diese Körperteile?

Vielleicht können Sie jetzt schon deutlich spüren, wie beide nach vorne kommen, wenn sich der rechte Fuß nach vorne bewegt.

19. Achten Sie nun auf die linke Hüfte und die rechte Schulter, wenn der linke Fuß nach vorne kommt. Spüren Sie wieder diese Vorwärtsbewegung?

20. Beginnen Sie wieder, diese Bewegung zu übertreiben, und vergrößern Sie bewußt diese diagonale Vorwärtsbewegung von gegenüberliegender Hüfte und Schulter.
Können Sie das Spiel gleichzeitig wahrnehmen?
Welche Seite geht besser, läßt sich leichter steuern?
Wie harmonisch ist die Bewegung insgesamt?

21. Blockieren Sie jetzt beide Seiten in Ihrer Beweglichkeit, d. h., halten Sie jeweils Hüfte und Schulter der rechten und linken Seite miteinander verbunden, so daß keine voneinander unabhängige Bewegung zwischen ihnen möglich ist. Nehmen Sie eventuell beide Arme zur Hilfe, indem Sie sie an den Rumpfseiten anlegen und so die Hüften mit den Schultern fixieren.
Es kann gut sein, daß Sie sich jetzt sehr steif fühlen.
So gehen aber sehr viele Menschen tagtäglich, und erschreckenderweise sieht man auch viele Sportler und Sportlerinnen in diesem Stil laufen.
Ist Ihnen dieses steife Gefühl irgendwie vertraut?
Welchen Einfluß hat diese Art des Gehens auf die Beine und vor allem auf die Füße?
Was ist mit Ihrer Atmung?

22. Kehren Sie nun wieder zurück zu der übertriebenen Art, Schultern und Hüften zu bewegen.
Wird Ihnen diese Bewegung nicht schon viel vertrauter?
Können Sie noch andere Zusammenhänge dabei spüren (im Bereich der Füße oder des Kopfes)?

23. Lassen Sie dann jegliche Beeinflussung sein, und gehen Sie ganz normal weiter.
Können Sie jetzt Ihre Hüft- bzw. Schulterbewegung klarer erkennen?
Fühlt sich Ihr Rumpf, Ihr ganzer Körper freier an?
Wie geschmeidig ist Ihr Gehen jetzt geworden?

24. Bleiben Sie einen Moment stehen, und beobachten Sie noch einmal, wie Ihr Gefühl sich geändert hat.
Wie ist Ihre Haltung jetzt?
Sind Sie aufrechter geworden?
Ist die Atmung freier und natürlicher?

Die Aufmerksamkeit auf die verschiedenen Körperteile während einer Bewegung, das Verstehen der Zusammenhänge zwischen den einzelnen Körperteilen und die dadurch verbesserte Koordination erlauben uns, jegliche Handlung zu verbessern.

Gerade im Sport erweist sich die Feldenkrais-Methode als sehr effektiv, um Leistungen zu steigern.

Die Informationen unseres Körpers nicht sinnvoll auszunutzen, das wäre so, als ob Sie mit geschlossenen Augen ein Bild zeichnen oder mit zugehaltenen Ohren eine Melodie singen wollten. Solange wir die sensorischen Informationen ignorieren, können wir unsere Tätigkeiten, unsere Bewegungen und unsere Ausdrucksformen nicht adäquat ausführen. Fehlbelastungen und unfunktionelles Bewegen sind die Folgen, die später zu körperlichen Problemen und Schmerzen führen.

Übertragung der Lektion auf das Joggen und Sprinten

Wenn Sie die Lektion gründlich durchexerziert haben, sollte es Ihnen leicht möglich sein, diese Beobachtungen auf die schnellere Bewegungsart des Joggens und dann aufs Sprinten zu übertragen.

Einige Tips für die Praxis

1. Laufen Sie anfangs sehr langsam.
2. Achten Sie zunächst immer nur auf eine Stelle im Körper.
3. Vermeiden Sie eine Konzentration im herkömmlichen Sinne, bei der Sie alles andere ausblenden. Es geht nicht darum, immer weniger wahrzunehmen, sondern sich allmählich immer mehr bewußt zu machen. Also achten Sie auch auf Ihren Weg!
4. Richten Sie Ihre Aufmerksamkeit unter Umständen erst auf eine Körperseite.
5. Bleiben Sie hin und wieder stehen, um die Nachwirkungen zu spüren.
6. Variieren Sie zuerst kleine Details, und spielen Sie mit der Bewegung.
7. Achten Sie auf Ihre Atmung. Wenn Sie die Luft anhalten oder gepreßt atmen, haben Sie Ihre momentane Leistungsfähigkeit überschritten, und dann ist Lernen unmöglich!
8. Wenn eine Bewegung angenehmer und leichter wird, haben Sie sich schon verbessert.

Was hier exemplarisch an diesem einfachen, aber sehr wichtigen Beispiel demonstriert wurde, läßt sich auf jeden sportlichen Bewegungsablauf übertragen. Denken Sie an die allgemeine Strategie zurück, und experimentieren Sie in Ihrer Sportart, in Ihren Freizeitbeschäftigungen damit, um aus Kleinigkeiten und scheinbar unwichtigen Abläufen eine wahre Kunst zu machen.

Genießen Sie die Verbesserungen!

Feldenkrais im Alltag

Wenn du beobachtest, wie du die verschiedenen Bewegungen ausführst, wirst du dir wahrscheinlich einer Tendenz bewußt, die nicht nur bestimmt, wie du dich bewegst, sondern auch deine allgemeine Art zu leben erklärt.

Ist der Alltag für Sie eine Last, eine Plage mit mühsamen Tätigkeiten? Oder läuft bei Ihnen alles wie geschmiert?

Viele Handlungen lassen sich wesentlich erleichtern, wenn wir sie einmal unter dem Gesichtspunkt der Bewegungsökonomie, der harmonischen Bewegung betrachten und auf unsere Ausführung der Arbeit achten. Wieder einmal kann das *Wie* im Vordergrund stehen und nicht so sehr das *Was*, das Ergebnis der Arbeit. In Bereichen, in denen wir uns leicht und koordiniert bewegen können, werden wir später auch schneller, effektiver und kraftvoller handeln können. Wenn wir jedoch schon zu Beginn übermäßig handeln, überschreiten wir schnell unsere Fähigkeiten und Grenzen, und ein wirkungsvolles Lernen wird unmöglich.

Wie wir schon mehrmals gesehen haben, ist der allererste Schritt immer die Bewußtheit unseres Verhaltens, das neutrale Beobachten, ohne sofort eine Veränderung erzielen zu wollen. Eine sehr hilfreiche Methode dabei ist die sogenannte *Stop-Übung*.

Schritt 1: Stop-Übung

Halten Sie inmitten des Alltags während einer beliebigen Tätigkeit inne, und fragen Sie sich:

Wie ist meine Haltung?
Atme ich frei und unbehindert?
Ist mein Kiefer gelöst?
Ist der Schultergürtel frei beweglich?

Gehen Sie mit voller Aufmerksamkeit durch Ihren
Körper, und entdecken Sie unnötige Spannungen und
Blockierungen. Wiederholen Sie diese Beobachtungen
einige Male am Tag. Sie benötigen dafür jeweils nur
einige Sekunden.

Im Laufe der Zeit werden Sie immer schneller und
leichter Fehlspannungen, Überbelastungen und Blok-
kierungen entdecken und allein durch das Wahrnehmen beseitigen können.

In einem weiteren Schritt können wir nun dazu
übergehen, unsere Bewegung oder Tätigkeit so zu verändern, daß sie leichter, fließender und harmonischer
wird.

Schritt 2: Variation der Ausführung

Im zweiten Schritt gehen Sie nun dazu über, geringfü-
gige Veränderungen an Ihrer Tätigkeit vorzunehmen
und immer wieder zu kontrollieren, was dadurch erleichtert wird (z. B. das Gewicht anders verlagern,
beim Hochheben die Gegenstände näher an den
Rumpf heranbringen, oder beim Ziehen den Rumpf
mehr einsetzen usw.).

Nehmen wir ein praktisches Beispiel:

Aufstehen vom Stuhl

Falls Sie jetzt gerade sitzen, stehen Sie doch bitte einige
Male auf. Beobachten Sie, wie Sie diese Bewegung ausführen.

155

Lassen Sie diese Bewegung jetzt leichter und geschmeidiger werden:

Neigen Sie sich zuerst leicht nach vorne, den Rücken dabei lang lassen, und suchen Sie die Stelle, an der Sie – bei entsprechender Plazierung der Füße – Ihr Körpergewicht leicht vom Gesäß auf die Fußsohlen verlagern können. Kommen Sie dann, ohne Ruck und ohne die Luft anzuhalten oder sich im Nacken und Schultergürtel zu verspannen, zum Stehen. Ebenso beim Hinsetzen!

Geben Sie in den Kniegelenken und Hüftgelenken so weich nach, daß Sie das Gesäß weit nach hinten führen können und dabei den Rücken lang lassen. Etwas Kraft in den Beinen ist zunächst erforderlich, um sich auf diese Weise ohne Ruck und Verkrampfung wieder hinzusetzen.

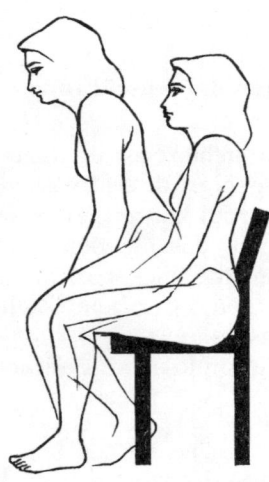

Ist es geglückt? Bravo! Mit diesem Vorgehen können Sie den größten Teil Ihrer täglichen Bewegungen und Handlungen einfacher und geschmeidiger machen, so daß allmählich Ihr Tag ein fließender Ablauf von harmonischen und eleganten Bewegungen wird.

Wir wollen nicht Anforderungen an uns vermeiden oder gar herausfordernden Situationen entfliehen, sondern Wege finden – oft durch kleinste Veränderungen –, um belastende Situationen zu erleichtern. Wir können immer wieder Möglichkeiten erkunden, um unsere täglichen und oft auch nicht so alltäglichen Handlungen und Arbeitsabläufe zu erleichtern, die Qualität unserer Bewegungen zu verbessern und den Grad an Leichtigkeit und Ökonomie zu steigern.

Kurzlektionen zur Entlastung und Befreiung einzelner Körperabschnitte

Im folgenden möchte ich Ihnen einige Bewegungsvorschläge machen, die Sie im Lauf des Tages ausführen können, um einzelne Bereiche des Körpers schnell und effektiv von Verkrampfungen zu lösen und somit wieder ein freieres Bewegungsspiel zu ermöglichen. Am besten lesen Sie vorher die methodischen Hinweise zu den Feldenkrais-Lektionen (siehe Seite 50) noch einmal genau durch. Seien Sie sich vor allem darüber bewußt, was Sie tun; vermeiden Sie jede mechanische Übungsausführung, achten Sie immer auf die Qualität Ihrer Bewegungen!

1. Der entspannte Kiefer

1. Setzen Sie sich bequem auf einen Stuhl. Die Füße sind in gutem Bodenkontakt, und die Hände können auf den Oberschenkeln ruhen.

2. Beachten Sie zuerst den Bereich Gesicht, Mund und Kiefer. Wie fühlt sich Ihr Gesicht an?

   Ist Ihr Mund geschlossen, sind die Lippen aufeinander gepreßt?
   Sind die Zähne zusammengebissen?
   Wo befindet sich Ihre Zunge – im Mundraum (oder auch nicht!)?

   Spüren Sie eventuell vorhandene Spannungen auf, und lösen Sie sie, soweit jetzt schon möglich.

3. Öffnen und schließen Sie ganz wenig Ihren Mund einige Male.

   Bewegt sich der Unterkiefer gerade nach unten, oder weicht er zu einer Seite aus?
   Bleibt der Kopf ruhig, oder bewegt er sich mit?

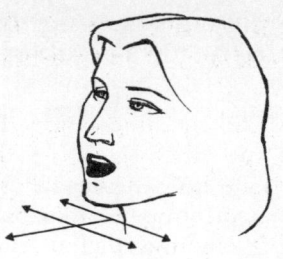

4. Legen Sie nun einen Finger auf die Kinnspitze zur besseren Kontrolle, und öffnen Sie wiederum den Mund ganz leicht. Bewegen Sie jetzt den Kiefer nach rechts, und kehren Sie dann wieder zur Mittelstellung zurück. Wiederholen Sie auch das einige Male.

> Wird die Bewegung allmählich weicher, geschmeidiger?

5. Führen Sie die gleiche Bewegung zur linken Seite aus.

> Wie weit bewegen Sie sich hier?
> Besteht ein Unterschied zur rechten Seite?

6. Pausieren Sie kurz, und beachten Sie wieder die Nachempfindung der Bewegung.

7. Bewegen Sie jetzt den Unterkiefer, eventuell wieder mit dem aufgelegten Finger als Sensor, nach rechts und nach links, und vergleichen Sie die Bewegung in der Dynamik.

> Wie leicht, wie weit und wie gleichmäßig können Sie den Kiefer in beide Richtungen bewegen?

8. Wenn Sie wieder in Mittelstellung sind, bewegen Sie jetzt den Unterkiefer nach vorne und lassen ihn dann wieder zurück. Sie schieben also mit dem Kinn den aufgelegten Finger geradeaus nach vorne.

> Geht der Unterkiefer wirklich gerade nach vorne, oder weicht er zur Seite aus?
> Rümpfen Sie die Nase dabei, oder runzeln Sie die Stirn?
> Halten Sie die Luft an, oder können Sie ruhig weiteratmen?
> Bewegt sich der Kopf mit, oder bleibt er ruhig?

9. Kombinieren Sie diese Bewegungen miteinander. Schieben Sie zuerst den Kiefer nach vorne, und bewegen Sie dann von da aus den Kiefer nach rechts, dann nach links und schließlich von rechts nach links und wieder nach rechts. Wenn die Bewegung zu unklar für Sie sein sollte, können Sie sich anfangs vor einen Spiegel setzen und sich so kontrollieren.

10. Pausieren Sie etwas, und beachten Sie die Nachwirkungen im Gesichtsbereich.

11. Schieben Sie wieder den Unterkiefer bei leicht geöffnetem Mund nach vorne, dann von da aus nach rechts, weiter abwärts und hinüber nach links, schließlich wieder etwas aufwärts, und vollenden Sie damit eine Kreisbewegung Ihres Unterkiefers. Wenn Sie möchten, können Sie einmal im Spiegel kontrollieren, ob das, was Sie als Kreis empfinden, auch tatsächlich ein Kreis ist. (Erstaunlich, nicht wahr?)

12. Öffnen und schließen Sie jetzt zum Abschluß noch einige Male Ihren Mund, und beachten Sie die Veränderungen.

Können Sie sich vorstellen, den Mund noch anders zu öffnen, als über den Unterkiefer?

Legen Sie beide Hände von vorne übereinander auf den Unterkiefer, und fixieren Sie diesen, indem Sie die Arme an den Rumpf gedrückt halten; d. h., Brustkorb, Arme, Hände und Unterkiefer bilden eine stabile Einheit.

Und nun, den Mund öffnen, na . . .?

2. Der freie Nacken

1. Setzen Sie sich auf einen Stuhl vor einen Tisch. Stützen Sie beide Ellbogen auf den Tisch, lassen Sie die Unterarme nach oben zeigen, und legen Sie Ihr Gesicht so auf Ihre nebeneinanderliegenden Handflächen (die Finger zeigen zur Stirn), daß diese bequem und möglichst vollständig Ihre Augen bedecken. Selbst bei geöffneten Augen sollten Sie jetzt nichts mehr sehen können. Entspannen Sie sich, und blicken Sie gelöst in das möglichst dunkle Feld vor Ihnen.

2. Heben Sie den Kopf; blicken Sie gerade auf die Wand vor Ihnen. Suchen Sie sich einen markanten Punkt, und umkreisen Sie ihn mit den Augen. Sie blicken also kreisförmig um diese Stelle herum. Lassen Sie allmählich diesen Kreis größer werden, und beachten Sie, was sich dabei verändert.

3. Sicher haben Sie bemerkt, daß der Kopf sich mitbewegt. Lassen Sie diese Bewegung zu, und verlagern Sie allmählich Ihre Aufmerksamkeit auf Ihre Nasenspitze, die ebenfalls diese Kreisbewegung ausführt. Zur Erleichterung der Bewegung können Sie sich einen Strahl vorstellen, der von Ihrer Nase aus zu der Wand vor Ihnen geht und dort den Bereich um Ihren Ausgangspunkt umkreist.

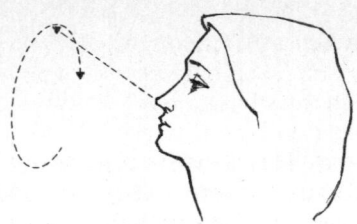

4. Wechseln Sie die Bewegungsrichtung, und kreisen Sie noch einige Male. Ruhen Sie sich dann in Ihrer Ausgangsstellung – Gesicht in Ihren Händen – einige Zeit aus.

5. Blicken Sie nun wieder auf den Punkt an der Wand vor Ihnen. Bleiben Sie jetzt mit den Augen auf diese Stelle fixiert, und führen Sie trotzdem die kreisende Bewegung des Kopfes, wieder geführt von der Nasenspitze, im Uhrzeigersinn aus.

   Ist die Bewegung anders geworden? Gleichmäßiger oder eckiger?
   Ist die Atmung noch frei?

6. Wechseln Sie noch einmal die Bewegungsausführung. Fixieren Sie Ihre Nase über den gedachten Strahl an dem Punkt an der Wand. Sie halten also ganz bewußt den Kopf ruhig. Bewegen Sie nur die Augen, und tasten Sie visuell die Wand um den markanten Punkt herum ab.

   Was ist jetzt anders?

7. Lassen Sie jetzt die Augen wieder frei, oder schließen Sie sie sogar, und führen Sie die kreisende Bewegung noch einmal mit der Nase aus.

   Was gibt es nun an Veränderungen?
   Was bewegt sich alles?

8. Ruhen Sie sich aus, und legen Sie Ihr Gesicht wieder in Ihre Hände. Entlasten Sie Ihre Augen, und schauen Sie ins »Schwarze«.

9. Kommen Sie wieder hoch, und starten Sie mit den Kreisbewegungen der Nase. Beginnen Sie mit einem kleinen Kreis im Uhrzeigersinn, und zeichnen Sie weitere Kreise an die Wand, die sich zunehmend nach rechts verlagern.
Sie wandern also mit der Nasenspitze kreisend nach rechts, soweit es angenehm ist, kehren dann die Bewegungsrichtung um und führen Kopf und Blick durch kreisende Bewegungen der Nasenspitze (entgegen dem Uhrzeigersinn) nach links.

10. Ruhen Sie sich in der bereits bekannten Position wieder aus.

11. Lassen Sie jetzt die Hände über den Augen, und setzen Sie sich aufrecht hin; die Ellbogen haben jetzt den Tisch verlassen und sind in der Luft. Kreisen Sie, wieder geführt von der Nasenspitze, um Ihren Punkt an der Wand, dann allmählich wandern Sie wieder nach rechts und nach links.
Beachten Sie, daß sich nun der ganze obere Bereich im gleichen Sinne mitbewegt. Die Arme, die Ellbogen, ja, sogar der ganze obere Rumpf kann jetzt deutlich an der Bewegung teilhaben. Die Halswirbelsäule selbst ist jedoch durch die »Hand-Kopf-Fixierung« vorübergehend stabilisiert und wird so gründlich entlastet.

12. Ruhen Sie sich in der bekannten Weise aus.

Ist es bequemer geworden?
Ist das Gesichtsfeld dunkler geworden?
Fühlt sich der Nacken freier an?

13. Schauen Sie zum Abschluß noch einmal zu Ihrem Punkt an der Wand. Kreisen Sie zuerst mit den

Augen, dann mit der Nase, und beachten Sie die Unterschiede zum Anfang. Beobachten Sie, wie frei Sie Ihren Kopf bewegen können.

Bewegungsquiz für Fortgeschrittene

Könnten Sie sich vorstellen, mit einem gedachten Strahl von der Nasenspitze zur Wand Ihren Namen zu schreiben?

Könnten Sie, mit den Händen die Augen bedeckend, Ihren Namen mit einem gedachten Strahl, von den Ellbogen ausgehend, an die Wand schreiben? (Bitte leserlich, aber nicht zu groß schreiben).

3. Die flexible Wirbelsäule (A)

1. Setzen Sie sich auf einen Stuhl mit einer festen, mittelhohen Lehne. Der mittlere Teil Ihrer Brustwirbelsäule sollte von der Lehne abgestützt sein. Den rechten Fuß können Sie auf das linke Knie oder den Oberschenkel legen, oder, noch besser, nahe ans Gesäß auf die Stuhlfläche aufstellen. Die Hände verschränken Sie hinter dem Kopf oder, falls es für Sie bequem ist, fixieren Sie Ihren Kopf zwischen den hoch ausgestreckten Armen, und fassen Sie dann mit der linken Hand hinter oder über dem Kopf den linken Oberarm. So wird Ihre Halswirbelsäule stabilisiert und sicher gehalten.

2. Lehnen Sie sich mit dem freien Teil Ihres Rumpfes über die von der Stuhllehne abgestützte Stelle leicht nach hinten, und kehren Sie wieder zur Ausgangsstellung zurück. Führen Sie diese Bewegung einige Male weich und langsam aus.

3. Lehnen Sie sich in der gleichen Art und Weise nach vorne; bleiben Sie also hinten am Stuhl gestützt, und neigen Sie sich mit dem Oberkörper ganz we-

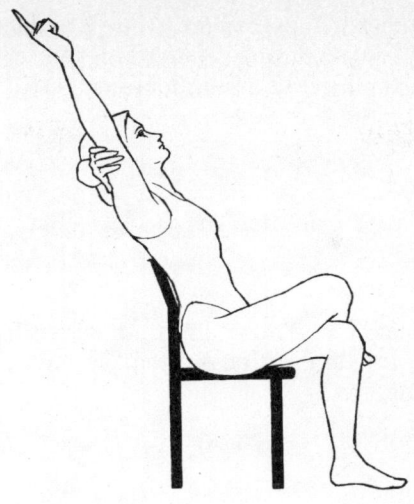

nig in Richtung Ihrer Beine. Die Stuhllehne fixiert die abgestützte Stelle sowie die Wirbelsäulensegmente unterhalb davon. Wir bewegen hauptsächlich die Segmente oberhalb der Lehne.

4. Stellen Sie sich eine Verbindung von Ihrem Scheitel oder einem ausgestreckten Zeigefinger zur Zimmerdecke vor, und zeichnen Sie eine gedachte Linie an die Decke, indem Sie Ihren Oberkörper vor und zurück bewegen.

Welche Richtung ist die einfachere?
Wie verhält sich Ihre Atmung?

Achten Sie darauf, daß Sie den ganzen oberen Bereich Ihres Körpers – Kopf, Arme, Schultern und obere Brustwirbelsäule – als Einheit bewegen.

5. Bewegen Sie jetzt den Oberkörper von der bequemen Mittelstellung aus nach rechts, d. h., Sie ziehen eine gedachte Linie an der Zimmerdecke, im rechten Winkel zur ersten Linie. Kehren Sie immer wieder zur Ausgangsstellung zurück.

6. Zeichnen Sie in derselben Art eine Linie nach links, durch Linksneigung über die Stelle der Wirbelsäule, die durch die Stuhllehne abgestützt ist. Vergleichen Sie Ihre Seiten.

> Auf welcher Seite geht es leichter und geschmeidiger?
> Wie weit kommen Sie nach rechts, wie weit nach links?

7. Legen Sie eine Pause ein, und setzen Sie sich bequem auf den Stuhl. Achten Sie einmal auf Ihre Haltung.

> Hat sich etwas verändert?

8. Kommen Sie wieder in unsere Ausgangsstellung, und stützen Sie wieder dieselbe Stelle der Wirbelsäule an der Stuhllehne ab. Bewegen Sie jetzt den Oberkörper so, als wollten Sie mit Ihrem Scheitelpunkt einen Kreis an der Zimmerdecke zeichnen, d. h., Sie verbinden die vier vorherigen Richtungen durch einen Kreis; zuerst im Uhrzeiger- und dann einige Male im Gegenuhrzeigersinn.

> Wie gleichförmig können Sie diesen Kreis ausführen?
> Was machen Ihre Augen? Gehen sie mit in die Bewegung, oder bleiben sie irgendwo fixiert?

9. Fixieren Sie zum Ausprobieren einmal bewußt Ihre Augen auf eine Stelle der Wand vor Ihnen, und führen Sie dann diese kreisende Bewegung aus. Um den Unterschied deutlich zu machen, schauen Sie jetzt mit den Augen zur Zimmerdecke und stellen sich den eben gezeichneten Kreis dort vor. Sicher nehmen Sie jetzt eine Veränderung wahr.

10. Kehren Sie langsam zur Mitte zurück, und legen Sie eine Pause ein. Beachten Sie wieder Ihr Gefühl im Sitzen.

11. Rutschen Sie etwas auf dem Stuhl nach vorne, und lehnen Sie sich wieder an der Stuhllehne an. Jetzt sollte eine weiter oben liegende Stelle Ihrer Wirbelsäule (ca. 3–4 cm) abgestützt sein. Führen Sie jetzt alle bisherigen Bewegungen um dieses Wirbelsäulensegment mit dem nun verkürzten Oberkörper aus.

Je nach der Anfangsstelle, Höhe der Stuhllehne und Abstand vom Gesäß zur Lehne, können Sie sich noch einige neue Stellen der Wirbelsäule vornehmen, indem Sie sie abstützen und durch die Bewegungen mobilisieren. Übertreiben Sie aber am Anfang nicht, und legen Sie genügend Pausen ein.

Was scheinbar so einfach aussieht, hat eine enorme Wirkung. Sicher spüren Sie am Schluß dieser kleinen Lektion eine deutliche Verbesserung Ihrer Wirbelsäulenbeweglichkeit, Ihrer Atmung und damit auch Ihrer Haltung.

Bewegungsquiz für Fortgeschrittene

Können Sie sich vorstellen, auch eine Acht (8) zu zeichnen?

Könnten Sie vielleicht sogar Ihren Namen an die Zimmerdecke schreiben?

4. Die flexible Wirbelsäule (B)

1. Kommen Sie in den sogenannten Vierfüßlerstand, also auf die Knie und auf die Hände abgestützt. Unterschenkel und Füße sind am Boden. Legen Sie bei Bedarf eine Decke unter die Knie, um diese weich abzupolstern. Variieren Sie

– den Abstand der Hände zueinander,
– den Abstand der Knie zueinander und
– den Abstand der Hände zu den Knien,
um eine optimale Position zu finden.
Sollten Sie anfangs diese Stellung anstrengend finden,
ruhen Sie sich nach wenigen Bewegungen immer wieder im Liegen aus.

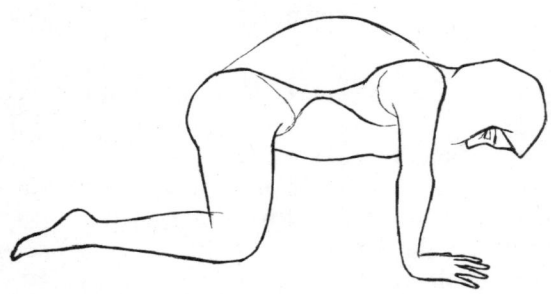

2. Wölben Sie sich mit dem ganzen Rücken in Richtung Zimmerdecke, und lassen Sie anschließend langsam und vorsichtig Ihren Rücken durchhängen. Führen Sie diese Bewegungen mehrmals aus, gehen Sie aber nicht in Extrempositionen. Beachten Sie vielmehr die Bewegung in Ihrer Wirbelsäule.

Welche Stellen bewegen sich besonders deutlich?
Welche Bereiche bleiben eher unbewegt?

Achten Sie besonders auf das Verhalten Ihres Steißbeines, der untersten Stelle der Wirbelsäule. Sollten Sie das Steißbein nur unklar wahrnehmen, können Sie sich auf die Seite legen und mit dem Finger den Bereich des alleruntersten Rückens abtasten, bis Sie im Gebiet der Analfalte die knöcherne Spitze spüren. Oft ist diese Spitze sogar recht schmerzempfindlich. Seien Sie vorsichtig!

3. Bewegen Sie wieder Ihre Wirbelsäule auf und ab, und spüren Sie dabei die gerade entgegengesetzten Bewegungen des Steißbeines. Oder anders ausgedrückt: Heben Sie Ihr Steißbein an, wird der Rücken hohl; lassen Sie das Steißbein zum Boden sinken, wird Ihre Wirbelsäule rund.

4. Achten Sie nun auf den Gegenpol des Steißbeines, den Kopf. Beachten Sie bei der noch immer gleichen Bewegung das Verhalten Ihres Kopfes.

> Bewegt er sich mit oder halten Sie ihn still?
> Wohin schauen Sie?

5. Nehmen Sie jetzt bewußt den Kopf mit in die Bewegung. Wenn Sie sich rund machen, lassen Sie den Kopf hängen, und wenn Sie sich »hohl« machen, heben Sie den Kopf an, um hochzuschauen, so weit wie es angenehm ist.

6. Ruhen Sie sich in irgendeiner bequemen Position aus.

7. Wiederholen Sie noch einmal kurz die bisherige Bewegung. Wölben Sie Ihren Rücken, und lassen Sie den Kopf zum Boden hängen, als wollten Sie auf Ihr Steißbein schauen; machen Sie sich dann im Rücken »hohl«, und heben Sie dabei den Kopf, als wollten Sie nach hinten auf Ihr Steißbein – das bei dieser Bewegung nach oben kommt – blicken (nur in der Vorstellung!). Beachten Sie die Beteiligung Ihres ganzen Rückens.

> Bewegen sich alle Stellen im Rücken gleichmäßig mit?
> Gibt es irgendwelche steiferen Stellen?

8. Verändern Sie jetzt diese Bewegung so, daß Sie das Steißbein sinken lassen – rund werden im Rücken

–, aber den Kopf dazu heben. Beim Anheben des Steißbeines – »hohl« werden im Rücken – lassen Sie jetzt
den Kopf sinken. Führen Sie diese Bewegung einige
Male aus, bis sie allmählich genauso leicht und geschmeidig geht wie die Bewegung vorher.

9. Ruhen Sie sich nun wirklich einmal aus!

10. Kehren Sie wieder zu der ursprünglichen Bewe-
    gung zurück, und führen Sie das »Rund-und-Hohl-
    Spiel« Ihrer Wirbelsäule noch ein paar Mal aus.

11. Stoppen Sie, wenn Sie wieder rund geworden sind,
    und beginnen Sie dann, allmählich Ihr Körperge-
    wicht auf die Knie zu verlagern, zuerst ganz wenig
    und dann langsam immer mehr. Kehren Sie immer
    wieder in die Grundposition zurück, und beginnen
    Sie von neuem mit der Gewichtsverlagerung auf
    die Knie. Das Gesäß nähert sich so mehr und mehr
    den Fersen.

Wo haben Sie jetzt den Kopf?

Lassen Sie auch hier den Kopf sinken, und schauen Sie
Sie in Richtung Ihres Steißbeines.

12. Verändern Sie nun Ihre Kopfbewegung, und
    schauen Sie ganz langsam und leicht zur Zimmer-
    decke hoch, während Sie Ihr Gewicht auf die Knie
    und Fersen verlagern. Sie lassen also das Becken
    zurücksinken und blicken dabei nach oben.

13. Kommen Sie – nach einer Pause – wieder zur
    Grundposition zurück. Verlagern Sie wieder das
    Gewicht, und lassen Sie den Kopf in vermutlich
    vertrauter Weise sinken, um auf das Steißbein zu
    schauen.

Geht es jetzt leichter, gelöster?
Kommen Sie jetzt weiter zurück?

14. Variieren Sie jetzt noch die Richtung, in die Sie sich sinken lassen. Zuerst nach rechts zurück, dann wieder zur Mitte zurück und schließlich nach links zurück.

> Was ist jetzt mit Ihrem Kopf?
> Wohin geht Ihr Blick?
> Welche Seite geht leichter?

Experimentieren Sie mit verschiedenen Möglichkeiten, und finden Sie Ihre angenehmste Bewegungsmöglichkeit. Beachten Sie, wie vielfältig und wie flexibel sich Ihre Wirbelsäule bewegen kann.

15. Zum Abschluß – haben Sie an die Pause gedacht? – kommen Sie wieder in die Grundposition, den klassischen Vierfüßlerstand, und führen die »Rund-und-Hohl-Bewegung« Ihres Rückens noch einmal aus. Ohne Zweifel, Ihr Rücken ist flexibler geworden.

Bewegungsquiz für Fortgeschrittene

Wie viele Möglichkeiten können Sie finden, wenn Sie Ihr Gewicht nach rechts zurückverlagert haben und eventuell sogar rechts von den Füßen am Boden sitzen, um auf Ihr Steißbein zu schauen?

Probieren Sie es aus!

TIP: Unter dem linken Arm hindurch nach hinten in Richtung zum Steißbein zu blicken ist eine einfache Möglichkeit.

Über die linke Schulter zu schauen, wie wäre das?

Führen Sie diese Kopfbewegungen dann dynamisch aus, d. h. gleichzeitig mit dem Zurücksetzen nach rechts oder links.

5. Das dynamische Becken

1. Setzen Sie sich auf einen nicht zu weichen Stuhl. Stellen Sie die Füße flach auf den Boden, und öffnen Sie die Knie leicht. Die Hände können Sie auf die Oberschenkel legen.

2. Erspüren Sie Ihre Sitzhöcker, die beiden Knochen des Beckens, auf denen man normalerweise sitzt. Sollten Ihnen die Sitzhöcker nicht sehr deutlich sein, tasten Sie mit den Fingern im mittleren Gesäßbereich, und erkunden Sie diese beiden Knochen so lange, bis deren Vorhandensein und Form klarer für Sie wird. Achten Sie dann darauf, wie Sie sitzen.

> Wo belasten Sie Ihre Sitzknochen?
> Sitzen Sie mit Ihrem Gewicht mehr vor, mehr hinter oder sogar direkt auf den Sitzhöckern? Ist Ihr Gewicht mehr auf einer Seite?

3. Rutschen Sie nun mit dem Gesäß auf die rechte Seite, so daß Ihre rechte Pobacke deutlich außerhalb der Sitzfläche des Stuhles ist. Sie entlasten also Ihren rechten Sitzknochen.
Beginnen Sie, die rechte Beckenseite etwas absinken zu lassen, um sie dann wieder hoch in die Ausgangsstellung zu bringen. Wiederholen Sie das einige Male. Da diese Bewegung sehr ungewohnt und anfangs etwas mühsam sein mag, kehren Sie zwischendurch immer wieder zum normalen Sitzen zurück und ruhen sich kurz aus.

4. Rutschen Sie wieder auf dem Stuhl zur rechten Seite, und heben Sie jetzt die freie Beckenseite geringfügig an; kehren Sie auch hier wieder zu Ihrer Ausgangsposition zurück. Wiederholen Sie diese Bewegung einige Male.

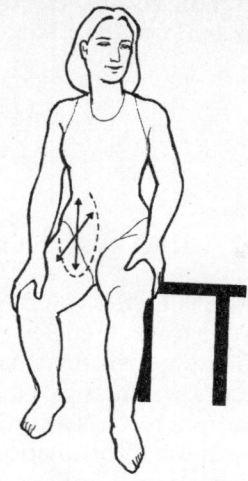

5. Rutschen Sie zurück auf den Stuhl, und ruhen Sie sich aus. Achten Sie nun auf Ihr Sitzgefühl.

> Was hat sich verändert? Kontakt, Gewichtsverteilung, Haltung?

6. Rutschen Sie wieder auf die rechte Seite, und verbinden Sie jetzt die beiden Bewegungsrichtungen. Bewegen Sie also Ihre rechte Beckenseite auf und ab. Wenn Sie allmählich damit vertraut werden, können Sie beobachten, wie weit sich diese Bewegung im Körper fortpflanzt bzw. wo Sie noch festhalten und Bewegung verhindern.

7. Legen Sie eine kurze Pause ein.

8. Nehmen Sie wieder den vertraut werdenden Halbsitz ein, und bewegen Sie nun die rechte Beckenseite nach vorne. Sie erkennen diese Bewegung aus einer früheren Lektion, und Sie können in der bekannten Art und Weise erleben, was mit dieser Bewegung alles verbunden sein kann.

9. Führen Sie nun die rechte Seite des Beckens mehrmals nach hinten, und beachten Sie Unterschiede zu vorher.

10. Kombinieren Sie dann beide Richtungen, und bewegen Sie Ihr rechtes Becken vorwärts und rückwärts.

11. Ruhen Sie sich wieder aus, und beobachten Sie.

12. Rutschen Sie noch einmal auf die rechte Seite, und kombinieren Sie diese vier Bewegungsrichtungen zu . . . jawohl, zu einem *Kreis;* kein Oval, kein Ei, kein Fünfeck. Es ist anfangs nicht ganz so leicht, einen einwandfreien Kreis auszuführen; erst nach und nach, wenn die Koordination im Becken- und Hüftbereich verbessert wird, entsteht ein gleichmäßiger Kreis.

13. Legen Sie zuerst eine Pause ein, und führen Sie dann anschließend alle Bewegungen auf der linken Seite aus.

14. Zum Schluß achten Sie wieder auf Ihre Sitzhöcker, Ihre Gewichtsverteilung und Ihre Haltung. Ganz sicher spüren Sie jetzt einen deutlichen Unterschied zu vorher.

Bewegungsquiz für Fortgeschrittene

Können Sie anstatt des Kreises eine Spirale ausführen?
    Könnten Sie das Kreisen auch in gewöhnlicher Sitzposition verwirklichen; vielleicht sogar mit beiden Beckenseiten zugleich (gegenseitig!)?
    Wäre diese Bewegung auch im Stehen möglich?

6. Bewegliche Knie und anpassungsfähige Füße

1. Setzen Sie sich bequem auf den vorderen Rand eines Stuhles, und stellen Sie die Füße – im Idealfall ohne Schuhe – flach auf den Boden. Die Beine sind leicht gespreizt, die Hände liegen leicht auf den Oberschenkeln.

2. Heben Sie den Vorfuß, also Zehen und Fußballen des rechten Fußes etwas an, und stellen Sie ihn dann wieder ab. Sie belasten jetzt nur noch die Ferse. Wiederholen Sie diese Bewegung einige Male.

3. Heben Sie die Ferse des rechten Fußes etwas an, und stellen Sie sie dann wieder ab; Sie belasten jetzt also den Vorfuß.

4. Führen Sie diese Bewegung nun wechselweise aus. Heben Sie den Vorfuß, stellen Sie ihn wieder ab, heben Sie die Ferse, und stellen Sie sie ab. Fahren Sie mit dieser Bewegung fort.

> Was können Sie alles beobachten?
> Bewegt sich das Knie, das Bein mit?
> Wird dadurch vielleicht die Atmung beeinflußt?
> Was passiert im Becken und in der Lendenwirbelsäule?

5. Heben Sie nun die Innenkante des rechten Fußes leicht an, d. h., Sie stellen den Fuß auf die Außenkante und stellen den Fuß dann wieder ganz auf.

6. Heben Sie dann die Außenkante des rechten Fußes an, stellen Sie ihn also dieses Mal auf die Innenkante. Halten Sie Ihr rechtes Knie ruhig, oder bewegen Sie es mit? Probieren Sie beide Möglichkeiten aus.

7. Wechseln Sie in der Bewegung ab; einmal heben Sie die Außenkante, dann die Innenkante leicht an. Führen Sie diese Außen- und Innenkantenbelastung mit dem rechten Fuß noch einige Male aus.

8. Legen Sie eine kurze Pause ein, und spüren Sie nach, wie Sie Ihren Fuß jetzt empfinden. Sicher kann er jetzt klarer und vollständiger wahrgenommen werden als der linke Fuß.

9. Nun verbinden wir die bisherigen Bewegungen und »umkreisen« den rechten Fuß. Belasten Sie den Vorfuß, dann die Außenkante, dann die Ferse, und kommen Sie schließlich über die Innenkante zum Vorfuß, unserem Ausgangspunkt, zurück. Wiederholen Sie dieses Abrollen der Fußränder einige Male. Beobachten Sie vor allem dabei, wie Ihr ganzer Körper in Bewegung gerät (vorausgesetzt, Sie lassen es zu!).

10. Kreisen Sie noch ein paar Mal in die andere Richtung, und stellen Sie dann den Fuß wieder bequem auf den Boden. Beachten Sie zum Abschluß dieser ersten Sequenz, wie gut Ihr Fuß jetzt Bodenkontakt hat und wie anders sich das ganze Bein anfühlt.

11. Führen Sie nun alle Bewegungen mit dem anderen Fuß aus.

12. Beachten Sie jetzt wieder das Gefühl in beiden Füßen. Vielleicht möchten Sie aufstehen und etwas umhergehen und das neue Gefühl in den Füßen und Beinen erleben.

Gibt es auch Auswirkungen auf andere Körperbereiche?

13. Für die nächste Sequenz setzen Sie sich wieder auf den Stuhl wie zu Beginn und achten wieder auf den rechten Fuß. Bleiben Sie mit der Ferse fest an einem Ort, und rutschen Sie ein wenig mit dem Vorfuß am Boden nach rechts und dann wieder zur Mittelstellung, also nach außen und zur Grundposition zurück.

14. Rutschen Sie nun von der Grundstellung aus einige Male nach innen (nach links) und zurück.

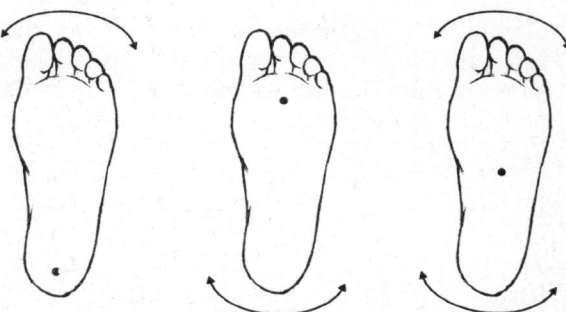

15. Verbinden Sie jetzt beide Richtungen, und rutschen Sie den Vorfuß am Boden nach rechts und links hin und her. Man könnte sich bei dieser Bewegung einen Scheibenwischer vorstellen, der hin und her wischt; mit der Achse durch die Ferse.

Empfinden Sie den Vorfuß am Boden überall gleich deutlich?
Bleibt die Ferse unverändert an ihrem Standort?
Welche Seite, nach innen oder außen, geht besser?

16. Kehren Sie die Bewegung um, d. h., halten Sie den Vorfuß an einem festen Standort, und führen Sie die Wischbewegung mit der Ferse aus. Zuerst nach innen, dann nach außen und dann kombiniert. Stellen Sie sich die Achse etwa im Bereich des

Großzehengrundgelenkes vor, und rutschen Sie um diese fixierte Stelle, wischen Sie also mit der Ferse am Boden entlang.

Wie deutlich spüren Sie den Boden?
Wie groß ist hier die Bewegung nach beiden Seiten?

17. Nach einer kurzen Pause, die Sie wieder einmal zum Nachspüren verwenden können, machen Sie diese Bewegungen noch mit dem anderen Fuß.
   Stehen Sie dann auf, achten Sie auf das Gefühl im Stand und dann im Gehen. Sicher erleben Sie Ihre Füße jetzt mit einer neuen, vielleicht völlig unbekannten Empfindung. Genießen Sie dieses Gefühl noch einige Zeit.

Bewegungsquiz für Fortgeschrittene

Können Sie sich vorstellen, den Fuß gleichzeitig mit der Ferse in die eine Richtung und mit dem Vorfuß in die andere Richtung rutschen zu lassen; um eine Achse, die sich in der Fußmitte befindet?
   Die Fußmitte bleibt an Ort und Stelle, und Ferse und Vorfuß bleiben im stetigen Bodenkontakt! Vergessen Sie das Atmen nicht, und vielleicht nehmen Sie auch noch den anderen Fuß dazu! Vielleicht gelingt es Ihnen dabei sogar noch, zu lächeln?

5. Für wen ist die Feldenkrais-Methode geeignet?

Wir wollen das Unmögliche möglich machen, das Mögliche leicht und das Leichte noch leichter, eleganter und ästhetischer.

Möchten Sie etwas verbessern oder sich nur verwöhnen lassen?

Würden Sie die Verantwortung für sich selbst übernehmen oder lieber andere Menschen damit beauftragen?

Wollen Sie freier und offener leben oder sich lieber an etwas festbeißen?

Könnten Sie sich vorstellen, Ihr Leben bewußter zu gestalten und auf Entdeckung zu gehen, oder ziehen Sie vor, in Ihrem bisherigen Trott zu bleiben?

Da die Feldenkrais-Methode nicht im Rahmen des herkömmlichen medizinischen Modells arbeitet, damit auch nicht deren Regeln unterworfen ist, wird auch nicht die klassische Frage aufgeworfen: »Was ist für welche Krankheit angezeigt und was nicht?« Indikation und Kontraindikation sind äußerst wichtige Fragen für die medizinische Behandlung. Bei der Feldenkrais-Methode ist es vielmehr die Frage der Motivation und des Veränderungswillens, die bestimmt, für wen diese Methode geeignet ist. Sie ist ein subjektiver Ansatz, bei dem der einzelne Mensch im Vordergrund steht.

Fragen Sie sich, was Sie verändern wollen, worin Sie besser werden möchten, oder welche Fähigkeit Ihr Leben erleichtern würde. Ihre Feldenkraislehrerin oder Ihr Feldenkraislehrer wird Ihnen Bedingungen schaffen, unter denen Sie lernen werden; Bedingungen, unter denen Sie Ihre Verhaltensmuster entdecken, ausprobieren und verändert im Alltag einsetzen können.

Übung

Was möchte ich konkret verändern?
Was will ich verbessern?
Was könnte ich erleichtern?

1. . . . .
. . . .
. . . .
. . . .
. . . .
. . . .

2. . . . .
. . . .
. . . .
. . . .
. . . .
. . . .

3. . . . .
. . . .
. . . .
. . . .
. . . .
. . . .

Beschreiben Sie dann diese Punkte so genau wie möglich.

Mit dieser Klärung im Hinterkopf haben Sie schon den Weg vorbereitet.

6. Wie geht es weiter?

...und andere wichtige Fragen zur Feldenkrais-Methode

Sicherlich sind bei Ihnen im Verlauf der Lektüre und der Praxis mit den Lektionen einige Fragen aufgetaucht. Im folgenden möchte ich auf Fragen eingehen, die des öfteren von Kursteilnehmerinnen und Kursteilnehmern und auch in der Einzelbehandlung aufgeworfen werden.

Wie geht es weiter?

Die beste Möglichkeit ist sicher die direkte Praxis bei einem ausgebildeten Feldenkraislehrer oder einer Feldenkraislehrerin. Viele bieten regelmäßige Gruppenstunden an. Ein Kurs geht ca. sechs- bis zwölfmal oder fortlaufend, nachmittags oder abends für jeweils etwa eine Stunde. Sollten Sie bei besonderen Problemen oder auch nur zum Kennenlernen Einzelstunden in *Funktionaler Integration* vorziehen, so können Sie ebenfalls den Feldenkraislehrer bzw. die Feldenkraislehrerin fragen. Die meisten von ihnen bieten auch Einzelunterricht an.

Was kann ich zu Hause tun?

Die zweitbeste Möglichkeit ist das Lernen mit Audiokassetten. Moshé Feldenkrais hatte in Israel selbst viele Lektionen auf Kassetten aufgenommen und diese in Gruppen eingesetzt. Ein Kassettenrekorder, die Hifi-Anlage oder eventuell ein Walkman (mit Lautsprecher

wäre besser!) und ein ruhiger Raum zum Zurückzie-
hen werden benötigt . . . entsprechende Kassetten finden Sie im Anhang.

*Mit welchen Kassetten kann ich üben, bzw. welche
sind für Einsteigerinnen und Einsteiger geeignet?*

Prinzipiell mit allen. Es gibt keine festgelegte Reihen-
folge oder Anordnung, die es einzuhalten gilt. Manchmal wird im Lauf einer Kassetten-Serie die Komplexität der Lektionen gesteigert, aber auch das wird indivi-
duell verschieden empfunden. Meine persönliche Be-
wertung der Audiokassetten finden Sie im Anhang.

Kann ich aus Büchern lernen?

Aus Büchern zu lernen mag für die Theorie sehr gut
sein und für das Hintergrundwissen oft unentbehrlich,
aber für die praktische Arbeit mit den Lektionen sehe
ich das nur als drittbeste Möglichkeit an. Wenn Sie
jedoch sehr sorgfältig sind und auch die Mühe nicht
scheuen, immer wieder anzuhalten, um sich hinzusetzen und nachzulesen, dann ist das Praktizieren anhand
von Büchern vielleicht doch für Sie geeignet. Eine Alternative wäre, sich die Lektionen von einem geduldi-
gen Menschen vorlesen zu lassen. Wenn er Ihnen dann
noch die Zeit läßt, zu probieren, wäre diese Form für
die Praxis natürlich auch eine gute Möglichkeit.

Eine weitere Variante wäre, die Lektion selbst zu
lesen und auf Kassette aufzunehmen. Anschließend
können Sie nach Ihrer eigenen Anleitung vorgehen
und Bewegungen erforschen.

Kann ich etwas falsch machen?

Solange Sie sich darüber bewußt sind, was Sie tun –
nein, nein und nochmals nein!

Es ist unfaßbar, wie stark dieses Konzept von »falsch
und richtig« in uns verankert ist. Jede Bewegung und
jedes Verhalten hat oder hatte einmal einen Zweck.

Vielleicht ist die Situation für eine bestimmte Handlungsweise nicht gegeben, und wir verhalten und bewegen uns im Moment nicht mehr optimal. Somit gibt es in diesem Sinne kein »richtig« oder »falsch«. Denken Sie an unser Ziel: Optimales Verhalten in jedem Moment! Wenn Sie mit dem Auto 50 km/h fahren, wird das für die Autobahn sehr langsam und unpassend sein, für eine Spielstraße ist diese Geschwindigkeit hingegen zu schnell. Für den normalen Stadtverkehr liegen Sie mit dieser Geschwindigkeit »richtig«.

Wenn Sie sich an die Bewegungskriterien erinnern, u. a. Qualität und Leichtigkeit der Bewegung, und diese beim Ausführen der Lektionen beachten, dann ist jegliche Bewegung »richtig« und gut. Machen Sie sich immer bewußt, was Sie im Moment tun, und Sie werden eine neue Freiheit gewinnen, jenseits von »richtig oder falsch«!

Kann ich mit der Feldenkrais-Methode meine Haltung verbessern?

Da die Feldenkrais-Methode eine dynamische Lernmethode ist, steht die statische Arbeit an der Haltung nicht im Vordergrund. Es gibt wirklich wenige Situationen, die *eine* Haltung erfordern. Im Gegenteil, je beweglicher Sie in Ihrem Alltag sind, um so leichter wird Ihnen das Arbeiten fallen. Wenn Sie an das Aufrichten der Wirbelsäule denken, dann wird dies eher durch das Lösen der unnötigen beugenden Spannungen erreicht, als durch das übertriebene Aktivieren der Streckmuskulatur.

Wenn sich ein muskuläres Gleichgewicht einstellen kann, dann wird die Wirbelsäule automatisch eine gestrecktere, freiere Stellung einnehmen, von der aus wiederum optimalere Bewegungen möglich sind. Eine Haltungsschulung ist deshalb nicht nötig. Wichtig ist in erster Linie ein Reduzieren der überflüssigen und behindernden Spannungen und Beugungsmuster und ein waches Bewußtsein für unökonomisches Verhalten. Bei freien und eleganten Bewegungsabläufen gibt es keine starre Haltung, sondern immer sich anpassende, ausgleichende und gleichgewichtserhaltende Bewegungen.

Ich habe bei bestimmten Bewegungen Schmerzen,
soll ich trotzdem weiterüben?

Auf keinen Fall. Der Schmerz zeigt Ihnen, daß etwas nicht in Ordnung ist. Klären Sie mit Ihrem Arzt, ob eine strukturelle oder entzündliche Problematik vorliegt. Führen Sie von den Lektionen nur die Bewegungen aus, die absolut ohne Schmerzen möglich sind!

In der Einzelbehandlung kann Ihnen der Feldenkraislehrer bzw. die Feldenkraislehrerin zeigen, womit der Schmerz zusammenhängen kann und wie Sie eventuell vorhandene Funktionsstörungen verändern können.

Wie finde ich einen Lehrer oder eine Lehrerin?

Meistens kündigen die Feldenkraislehrer und -lehrerinnen ihre Dienste in Annoncen, Informationsblättern und Veranstaltungskalendern an. Wenn Sie so keinen Zugang finden können, bekommen Sie auf alle Fälle Auskunft von den Informationsstellen der Berufsverbände und den Feldenkrais-Vereinigungen (z. B. die Feldenkrais-Gilde). Adressen finden Sie im Anhang.

Kann mir mein Arzt bzw. meine Ärztin
Feldenkrais verschreiben?

Wie schon erwähnt, ist die Feldenkrais-Methode ausdrücklich *keine* therapeutische Maßnahme. Trotzdem hilft sie unglaublich oft und nachhaltig bei körperlichen Problemen, so daß Ärztinnen und Ärzte immer wieder darauf hinweisen und Feldenkrais-Behandlungen empfehlen. Das Problem ist im allgemeinen eher die Bezahlung von seiten der Krankenkassen.

Wie teuer ist die Feldenkrais-Methode?

Hier kann es nur einen allgemeinen Überblick geben. Einzelstunden kommen etwa auf 80–120 DM. Die Gruppenkurse belaufen sich im Moment etwa auf 30–40 DM pro Lektion. Wochenendkurse bewegen sich im Bereich von 200–400 DM. Betrachten Sie diese Angaben bitte nur als ungefähre Richtlinien.

Zahlt mir die Krankenkasse die Feldenkrais-Lektionen?

Es gibt die Tendenz, die Feldenkrais-Methode als alternative Heilmethode einzustufen und damit bei einigen Krankenkassen die Möglichkeit, Leistungen zu verrechnen. Unser Gesundheitswesen befindet sich im Umbruch, und es dürfte noch einiges an Veränderung in diesem Bereich zu erwarten sein. Fragen Sie also bei Ihrer Krankenkasse nach. Vielleicht haben Sie auch eine Zusatzversicherung? Überprüfen Sie, welche Leistungen darin abgedeckt sind.

Der Nachteil dieser Kostenübernahme zeigt sich unter Umständen auf anderem Gebiet. Viele Kassen dirigieren dann die Art und Weise der Behandlungen, setzen selbständig Grenzen und Bestimmungen für die Dauer und Art der Behandlungen und für die Aus- und Fortbildung der Feldenkraislehrerinnen und -lehrer. So ist es z. B. üblich, die krankengymnastischen Behandlungen zeitlich und anzahlmäßig zu reduzieren und den Therapeutinnen und Therapeuten somit starke Einschränkungen aufzuerlegen. Diese Sparmaßnahmen, wenn aus Zeitgründen auf individuelle Behandlungsstrategien verzichtet werden muß und statt dessen ein starres Übungsprogramm angeordnet wird, gehen zu Lasten der Patientinnen und Patienten.

In der Feldenkrais-Arbeit möchten wir solche Restriktionen vermeiden und verzichten dann auf eine Kassenzulassung, wenn zu starke Einschränkungen vorhanden sind. Die Feldenkrais-Methode ist eine eigenständige und unabhängige Methode mit weitreichenden therapeutischen Wirkungen, sollte aber nicht, um als therapeutische Maßnahme anerkannt zu werden, formalen Einschränkungen unterliegen. Wählen Sie die Behandlung, die Methoden und Lehrerinnen und Lehrer, die Ihnen entsprechen und vertrauenswürdig erscheinen. Lassen Sie sich bei Ihrer Entscheidung von Ihrer eigenen Erfahrung mit verschiedenen Methoden, von der Persönlichkeit und dem Können des Feldenkraislehrers oder der Feldenkraislehrerin leiten, und schielen Sie nicht sofort nach finanzieller Entschädigung.

Ich möchte mich zum Feldenkraislehrer/zur Feldenkraislehrerin ausbilden lassen. Welche Art von Ausbildung ist zu empfehlen?

Entscheidend dürfte sein, ob Sie diese Ausbildung als Grundlage für einen neuen Beruf absolvieren wollen oder ob Sie in dieser Ausbildung in erster Linie für sich selbst eine Entwicklungsmöglichkeit sehen.

Lassen Sie mich einige Worte zur momentanen Situation in der Feldenkrais-Szene sagen. Nach dem Ausbildungstraining in San Francisco 1977 hatten sich die amerikanischen Absolventinnen und Absolventen zur Feldenkrais Guilt zusammengeschlossen und in einem geschickten Schachzug die Namen »Feldenkrais«, »Awareness through Movement« und »Functional Integration« schützen lassen. Außerdem hatte diese Vereinigung neue Richtlinien zur Ausbildung weiterer Feldenkraislehrer und -lehrerinnen erlassen. In dem Bestreben, einen neuen Beruf einzuführen, wurden strenge Richtlinien für alle Kurse und Trainings gegeben.

Paradoxerweise führte dies nach dem Tod von Moshé Feldenkrais dazu, daß ursprüngliche Lehrerinnen und Lehrer, Mia Segal und Yochanan Rywerant zum Beispiel, gar nicht mehr offiziell ausbilden durften, weil sie im Originalstil von Moshé Feldenkrais Ausbildungskurse gaben und diese plötzlich nicht mehr dem Standard der amerikanischen Feldenkrais Guilt entsprachen. Da beide Senior-Lehrer aber immer noch unterrichten, gibt es also heute zwei wesentliche Ausbildungsformen.

Wenn Sie Vorbildung auf medizinischem Gebiet oder dem Bereich der Bewegungswissenschaften haben und unabhängig von einem neuen Berufsbild sind, sind die Ausbildungen bei Mia Segal (vor allem in Holland – siehe Anhang!) oder bei Yochanan Rywerant auf alle Fälle vorzuziehen. Jahrzehntelange Erfahrung, gepaart mit profundem Unterrichtsstil, enorme Geschicklichkeit, Witz und Präzision machen diese Kurse zu einem einmaligen Erlebnis. Hier erhalten Sie die Feldenkrais-Methode quasi aus erster Hand!

Wenn Sie hingegen eher unbedarft an die Ausbildung herangehen, mit Bewegung weniger zu tun hatten und nun z. B. einen neuen Beruf anstreben, würde ich Ihnen zu den sogenannten offiziellen Ausbildungen (akkreditierte Trainings von den nationalen Feldenkraisverbänden) raten. Hier wird mehr Wert auf schulisches Lernen gelegt, Anatomie und Physiologie unterrichtet, und didaktische Prinzipien werden erarbeitet. Diese vierjährige Ausbildung wird mehr und mehr zum Standard, und die Angebote dafür sind nun auch in Deutschland, Frankreich und der Schweiz immer öfter zu finden. Informationen erhalten Sie wieder direkt über die Verbände.

In allen Ausbildungen werden beide Techniken, *Bewußtheit durch Bewegung* und *Funktionelle Integration* gelehrt und ausgiebig erforscht.

7. Glossar

Hier finden Sie einige wichtige Begriffe, die Sie in diesem Buch oder im Zusammenhang mit der Feldenkrais-Methode immer wieder lesen oder hören werden. Dieses Glossar ist als Erklärung und zum besseren Verständnis der Feldenkrais-Methode gedacht und nicht als strenge Definitionssammlung zu sehen.

Bewegungsmuster: Der Mensch bewegt sich als Einheit, und es gibt keine isolierte Muskelaktion. Alle Körperteile werden im Idealfall so organisiert, daß sie bei der jeweiligen Aufgabe zusammenarbeiten – in einem Muster, in einem koordinierten Zusammenspiel.

Bewegungsvariation: Da sich eine Bewegung immer aus vielen Komponenten zusammensetzt, kann durch die Variation jeder einzelnen Komponente eine Vielzahl von verschiedenen Bewegungsausführungen entstehen. Je nach Aufgabenstellung wird es nötig sein, eine bestimmte Variation einzusetzen, um ein optimales Ergebnis zu erzielen. Je mehr Variationen möglich sind, um so flexibler wird die Bewegung. Die verschiedenen Variationen stimulieren das sensomotorische Lernen und bringen jeweils verschiedene Körperteile ins Bewußtsein. Eine gute Differenzierung erfordert eine gesteigerte Sensibilität für den Körper und ein bewußtes, aufmerksames Bewegen.

Differenzierung: einer der wesentlichsten Begriffe in der Feldenkrais-Methode. Durch das Differenzieren lernt man, die verschiedenen Teile des Köpers jeweils relativ zueinander zu bewegen. Ein Beispiel ist das Drehen des Kopfes nach links, während die Augen gleichzeitig nach rechts schauen. Das Differenzieren bricht gewohnte, fixierte Muster auf und verwandelt sie in adäquate Bewegungsmuster, die bewußt eingesetzt werden können. Wenn wir differenzieren, erhalten wir neue Bewegungs- und Verhaltensmöglichkeiten.

Distal: vom Körperzentrum entfernt. So sind z. B. die Hände distaler als die Ellbogen.
Siehe auch *proximal*.

Gute Haltung: Nach Feldenkrais ist eine gute Haltung diejenige Bewegungsorganisation, die es erlaubt, sich in jede der sechs Grundrichtungen (rechts / links / vorne / hinten / oben / unten) zu bewegen, ohne sich vorher umorganisieren zu müssen.

Integration: der wohl grundlegendste Begriff der Feldenkrais-Methode. Integration findet statt, wenn der ganze Körper koordiniert in einer Einheit wirkt und wenn sich jeder Körperteil der Bewegungsaufgabe unterwirft, um eine optimale Bewegung zu ermöglichen. Vom Becken bis zur kleine Zehe und vom Brustkorb bis zu den Fingern sind immer alle Teile in kooperativer Weise involviert. Integration erfordert eine klare Ausrichtung und eine konfliktfreie Zielsetzung.

Kinästhetisches Wahrnehmungssystem: ein komplexes System von körperbezogenen Wahrnehmungsmöglichkeiten.
Oberflächensensibilität: z. B. Berührung, Druck, Wärme etc.
Tiefensensibilität: Stellung, Bewegung, Kraft etc.
Das wichtigste und oft am meisten vernachlässigte Wahrnehmungssystem der fünf Sinne.

Körperbild: die Art, wie der Mensch seinen Körper erfährt. Es gibt meist drastische Unterschiede zwischen dem objektiven Bild des Körpers, wie Außenstehende den Körper wahrnehmen, und dem Eindruck, den man von sich selbst hat. Je genauer und exakter das Körperbild, um so ganzheitlicher ist die Person, um so differenzierter kann sie handeln und um so integrierter kann sie wirken.

Kongruenz: die Ausrichtung, das »An-einem-Strang-Ziehen«, die Zusammenarbeit der Bewegungs- und Handlungskomponenten. Das Denken, Fühlen und Handeln soll in die gleiche Richtung zielen.

Parasitäre Bewegungsmuster: Muster bzw. Programme, die in die andere Richtung wirken, als man eigentlich möchte. Ein klassisches Beispiel wäre, wenn Sie während einer Abmagerungskur an einem Süßigkeitenstand der Versuchung unterliegen.

Parasitäre Spannungen: die muskuläre Spannung aufgrund eines parasitären Bewegungsmusters. Beispiel: Sie liegen auf dem Rücken, und Ihr Körper ist noch angespannt, als würden Sie gerade holzhacken. Diese Spannung ist im Moment unnütz und verhindert ein echtes Ausruhen.

Proximal: nahe am Körperzentrum. Das Becken ist proximal, die Schultern sind proximaler als die Ellbogen. In der Feldenkrais-Methode wird oft von der Umkehr von bewegten zu ruhenden Körperteilen Gebrauch gemacht; z. B. wird nicht die Schulter (distal), sondern der Rumpf / der Brustkorb (proximal) im Verhältnis zur Schulter bewegt.

Reversibilität: ein wichtiges Kriterium einer guten Bewegung. Die Bewegungsausführung sollte an jeder Stelle und in jedem Moment anhaltbar und umkehrbar sein. Damit ist sie der Kontrolle unterworfen und läßt sich steuern. Wenn Sie beim Aufstehen aus dem

Bett einen gewaltigen Schwung benötigen oder im Fall eines Stops zurückplumpsen würden, dann wäre das keine reversible Bewegung.

Sensomotorische Amnesie: ein etwas überstrapazierter und einseitig benutzter Begriff von Thomas Hanna. Er bezeichnet einen durch Gewöhnung herbeigeführten Zustand mangelnden Erinnerungsvermögens als sensomotorische Amnesie (SMA). Also ein Verlust an Erinnerung daran, wie sich bestimmte Muskelgruppen anfühlen und wie man sie kontrollieren kann.

Die Ursachen, etwas nicht mehr spüren zu können oder zu wollen, sind jedoch komplexer als ursprünglich gedacht. Auch Unfälle, traumatische Schäden und starke seelische Verletzungen können zur sensomotorischen Amnesie führen. Dabei wird in bestimmten Körperteilen oder im ganzen menschlichen Körper das Empfindungsvermögen ignoriert oder ganz ausgeblendet. Hatten Sie schon einmal einen größeren Unfall mit Verletzungsfolgen? Spüren Sie einmal nach, wie klar sich diese ehemals verletzte Stelle jetzt – im Verhältnis zur entsprechenden Stelle auf der gegenüberliegenden Körperseite, z. B. rechtes Knie – linkes Knie, anfühlt.

Mangelnde motorische Kontrolle ist immer mit fehlerhafter und eingeschränkter sensorischer Kontrolle verbunden.

8. Anhang

Literatur, Kassetten, Adressen und Anmerkungen

Bücher von Moshé Feldenkrais

Moshé Feldenkrais: *Der Weg zum reifen Selbst. Phänomen menschlichen Verhaltens.* Junfermann, Paderborn 1994.
Das Grundlagenwerk von Moshé Feldenkrais, obwohl schon 1949 erschienen, liegt es erst jetzt in der deutschen Übersetzung vor. Es spannt den Bogen von der Psychologie über Lernvorgänge zur Neurophysiologie und beinhaltet die theoretische Grundlage der später ausgearbeiteten praktischen Methoden. Obwohl streckenweise wegen der medizinischen und psychologischen Details schwer zu lesen, ist das Buch auch heute noch empfehlenswert für alle, die sich tiefer in die Materie einarbeiten wollen.

Moshé Feldenkrais: *Bewußtheit durch Bewegung. Der aufrechte Gang.* Insel, Frankfurt/M. 1995. Und: Suhrkamp (st 429), Frankfurt/M. 1978.
Das bekannteste Buch von Feldenkrais ist Pflichtlektüre für alle Interessierten, sowohl für Fachleute als auch für Laien. Es ist einfach geschrieben und beinhaltet die wichtigsten Grundlagen zum Lernen, zum Körperbild und zum funktionellen Denken. Das Buch ist eine psychologische, philosophische und zugleich sehr praktische Fundgrube. Im praktischen Teil sind zwölf wichtige Lektionen detailliert und lehrreich dargestellt. In der gebundenen Neuauflage des Insel Verlages hat der wohl intimste Kenner von Moshé Feldenkrais und Übersetzer Franz Wurm ein sehr ausführliches Nachwort dazu geschrieben, das schon fast allein

wegen seiner klaren und tiefschürfenden Erläuterungen die Lektüre des Buches ans Herz legt.

Moshé Feldenkrais: *Abenteuer im Dschungel des Gehirns. Der Fall Doris.* Suhrkamp (st 663), Frankfurt/M. 1981.
Dieses Buch ist eine Fallbeschreibung, bei der Feldenkrais die Strategien seiner *Funktionalen Integration* darlegt. Die Leserschaft kann den »Heilungsprozeß« nachvollziehen und gewinnt einen tiefen Einblick in das geniale Vorgehen von Feldenkrais. Ein kleines Büchlein, einfach zu lesen, aber mit Tiefgang.

Moshé Feldenkrais: *Die Entdeckung des Selbstverständlichen.* Insel, Frankfurt/M. 1985. Und: Suhrkamp (st 1440), Frankfurt/M. 1987.
Überzeugend legt Feldenkrais seine Arbeit vor, leicht nachzuvollziehen anhand seiner eigenen Knieverletzung. Er beschreibt die Entwicklung seiner eigenen Erkenntnisse und Einsichten auf den verschiedensten Gebieten der Psychologie, Biologie und Verhaltensforschung. Sehr anschaulich auch die Vorstellung seiner Gruppen- und Einzelarbeit in je einem ausführlichen Kapitel.

Moshé Feldenkrais: *Die Feldenkrais-Methode in Aktion. Eine ganzheitliche Bewegungslehre.* Junfermann, Paderborn 1990.
Die Niederschrift eines fünftägigen Workshops mit Moshé Feldenkrais in den USA. Obwohl die zwölf Lektionen einige sehr interessante Aspekte beinhalten und die integrierten Erklärungen sehr aufschlußreich sind, ist dieses Buch nicht sehr einladend, da die praktischen Lektionen und die Vorträge ineinander übergehen und somit sowohl das praktische Nachvollziehen der Lektionen als auch das Lesen der Vorträge mühsam wird. Schade, so ist es eher für Feldenkraisforscherinnen und -forscher geeignet.

Moshé Feldenkrais: *Das starke Selbst. Anleitung zur Spontaneität.* Insel, Frankfurt/M. 1989. Und: Suhrkamp (st 1957), Frankfurt/M. 1992.
Eigentlich war das Manuskript nicht zur Veröffentlichung gedacht, und es erschien auch erst nach dem Tod von Feldenkrais. Hier legt Feldenkrais die psychologischen Aspekte seiner Forschungen dar, spricht von Motivation und Handlung, von Belohnung und Strafe und beschäftigt sich stark mit dem Thema Sexualität, wohlwissend, wie heikel das Thema damals in den USA gewesen ist. Vielleicht nicht gerade das wichtigste Buch heute, die Übereinstimmung der psychologischen Muster mit den muskulären Mustern ist aber sehr beeindruckend dargelegt. Es wird deutlich, welche körperlichen Auswirkungen Erziehung, Reifeprozesse und Spontaneität haben.

Bücher über die Feldenkrais-Methode

Ruthy Alon: *Leben ohne Rückenschmerzen. Bewegen in Einklang mit der Natur. Feldenkrais Lektionen I.* Junfermann, Paderborn 1992.
Ruthy Alon: *Besser leben ohne Rückenschmerzen. Bewegen in Einklang mit der Natur. Feldenkrais Lektionen II.* Junfermann, Paderborn 1995.
Ruthy Alons kreativer Spaziergang durch die Welt der Bewegung ist faszinierend, lehrreich und – wegen der vielen praktischen Beispiele – auch ungemein wohltuend. Haltung und Bewegung werden von vielfältigsten Gesichtspunkten aus betrachtet, so daß die Leser und Leserinnen enorm viel Material, Anregungen und Tips für eigene praktische Lektionen, auch bei Schmerzzuständen, bekommen. Der ansprechende, liebevolle Stil der Autorin wird in der Übersetzung leider nicht deutlich, so daß bei guten Englisch-Kenntnissen die Originalausgabe empfohlen wird (erhältlich über Feldenkrais Resources; Adresse im Anhang).

Thomas Hanna: *Beweglich sein – ein Leben lang. Die heilsame Wirkung körperlicher Bewußtheit*. Kösel, München 1992.

Anhand von fünf ausführlichen Fallgeschichten beschreibt der Autor seinen Behandlungsstil und erläutert wichtige Prinzipien. Im praktischen Teil sind acht elementare und ausführlich bebilderte Lektionen zu finden. Ein engagiertes Plädoyer für das Fitbleiben auch im hohen Alter.

Thomas Hanna: *Das Geheimnis gesunder Bewegung. Wesen und Wirkung Funktionaler Integration*. Junfermann, Paderborn 1994.

Hanna beschreibt in diesem Buch einige Aspekte der *Funktionalen Integration* anhand von Falldarstellungen. Ausgiebige theoretische Abhandlungen, philosophische und pädagogische Betrachtungen lassen dieses Buch etwas praxisfern erscheinen.

Yochanan Rywerant: *Die Feldenkrais-Methode. Die neue Bewegungstherapie*. Goldmann (Goldm. Ratgeber 10382), München 1991.

Hier beschreibt einer der längsten Mitarbeiter von Moshé Feldenkrais die *Funktionale Integration* aus seiner Sicht. Mit einer noch nie dagewesenen Prägnanz und Klarheit doziert Yochanan Rywerant gründlich und gelehrt über die Einzelarbeit. Seine Überlegungen sind allerdings so detailliert, daß das Buch eher für Feldenkraislehrerinnen und -lehrer geeignet ist als für Laien.

Anna Triebel-Thome: *Feldenkrais. Bewegung – ein Weg zum Selbst. Einführung in die Methode*. Gräfe u. Unzer, München 1994 (5. Aufl.).

Durch dieses Buch wird der Weg zum Selbst einfach und spielerisch. Das kleine Büchlein motiviert zum Lesen, Ausprobieren und Genießen. In fünf Lektionen gibt Anna Triebel-Thome Anregungen und versteht es, wesentliche Gedanken der Feldenkrais-Methode einzuflechten.

Frank Wildman: *Feldenkrais im Alltag. Übungen für jeden Tag.* Fischer (Fischer Ratgeber 12489), Frankfurt/M. 1995.

Trotz vieler und guter Vorschläge und zahlreichen feldenkraistypischen Bewegungsansätzen bleibt dieses Buch ein besseres Gymnastikbuch. Einige Skizzen versuchen zumindest, Wesentliches zu zeigen.

David Zemach-Bersin/Kaethe Zemach-Bersin/Mark Reese: *Gesundheit und Beweglichkeit. 10 Feldenkrais-Lektionen.* Kösel, München 1992.

Dieses Buch – wieder ein Übungsbuch – macht es relativ leicht, einfache Bewegungslektionen nach der Feldenkrais-Methode nachzuvollziehen. In zehn Lektionen werden alle wesentlichen Körperfunktionen behandelt. Jeder Schritt ist erläutert und zeichnerisch dargestellt. Eine kurze Einführung und ausführliche Tips zur Haltungs- und Rückenschulung runden das Buch ab. Besser kann man ein reines Übungsbuch nicht machen, allerdings läßt das Buch wesentliche Gedanken von Moshé Feldenkrais vermissen.

Bücher über angrenzende Gebiete

Gerda Alexander: *Eutonie. Ein Weg der körperlichen Selbsterfahrung.* Kösel, München 1992 (8. Aufl.).

Eutonie als ein Weg der körperlichen Selbsterfahrung befaßt sich intensiv mit dem Körperbild und der Körperwahrnehmung. Durch Zeichnen und Modellieren wird ein Verbessern des Körperbildes angeregt. Viele erstaunliche Skizzen und Tonfigürchen zeigen, wie Menschen unterschiedlichster Art sich selbst sehen und empfinden. Gute und verständliche Grundlagen zur Wahrnehmung, Muskulatur und Bewegungserziehung.

Jack Heggie: *Besser laufen. Das 30-Tage-Programm.* rororo, Reinbek 1992.

Ein Muß für alle, die mehr als 150 Meter laufen. Sehr

klar beschreibt der ausgebildete Feldenkraislehrer Jack Heggie hilfreiche Lektionen und gibt eine Menge Tips zum besseren Gehen und Laufen. Jeweils an einem Problemfall seiner sportlichen Klienten aufgezogen, erklärt der Autor funktionelle Zusammenhänge beim Laufen, mögliche Fehlfunktionen und deren Behandlung. Einfache Lektionen und klare Gliederung machen dieses Buch zu einem Genuß für alle, die sich für Bewegung interessieren.

Emmi Pikler: *Lasst mir Zeit. Die selbständige Bewegungsentwicklung des Kindes bis zum freien Gehen.* Richard Pflaum Verlag, München 1988.
Die selbständige Bewegungsentwicklung des Kindes bis zum freien Gehen, in vielen Bildern eindrücklich dargestellt. Die Autorin plädiert sehr für das uneingeschränkte »Lassen« beim Kleinkind, um organische Lernprozesse zu ermöglichen. Das Buch schafft Vertrauen in das menschliche Lernvermögen. Nicht nur für Eltern geeignet.

Audio- und Videokassetten

Ruthy Alon: *The Magic Roller.* Thomas Kirschner, Augsburg 1992.
Besonders wirkungsvolle Lektionen mit einer Decke, bzw. Rolle wurden aus dem Buch von Ruthy Alon zusammengefaßt und einfühlsam von Beatrice Walterspiel gesprochen. Leicht nachzuvollziehen und erstaunlich in den Wirkungen, sind diese Lektionen ein beeindruckendes Beispiel der Vielfältigkeit der Feldenkrais-Methode.

Ruthy Alon: *Movement Nature Meant.* Feldenkrais Resources 1993.
Die Schönheit und Eleganz der menschlichen Bewegung wird hier in faszinierender Weise von der Autorin selbst vorgeführt. Grundlegende Bewegungsmuster und eine Vielzahl von Variationen lassen erstau-

nen, wie geschmeidig der menschliche Körper bewegt werden kann. Vorläufig nur in Englisch. Da jedoch der visuelle Aspekt im Vordergrund bleibt und die fast tänzerische Anmut gut zu bestaunen ist, ist diese Videokassette äußerst empfehlenswert. Erhältlich bei Feldenkrais Resources (Adresse siehe Anhang).

Moshé Feldenkrais/Franz Wurm (Übersetzung): *Der aufrechte Gang.* 6 Audio-Kassetten mit 12 Lektionen. Feldenkrais-Institut Zürich, 1986/1994.
Moshé Feldenkrais/Franz Wurm (Übersetzung): *Bewußtheit durch Bewegung.* 6 Audio-Kassetten mit 12 Lektionen. Feldenkrais-Institut Zürich 1969/1994.
Lange waren die beiden Alben vergriffen. Nun sind sie wieder erhältlich. Feldenkrais pur! Viele Lektionen sind aus dem Buch »*Bewußtheit durch Bewegung*«. Bewußt einfach gehalten, eine reine Bewegungsanleitung, aber viele Aspekte der Feldenkrais-Methode werden behandelt, unter anderem die wirkungsvolle Arbeit mit der Stimme und der Atmung. Franz Wurms warme und tiefe Stimme schmeichelt dem Ohr und bringt schon so eine gute Entspannung. Für Einsteigerinnen und Einsteiger absolut zu empfehlen!

Thomas Hanna: *Beweglich sein – ein Leben lang. Die heilsame Wirkung körperlicher Bewußtheit.* Kösel, München 1992.
Die Kassette zum gleichnamigen Buch.

Mark Reese/David Zemach-Bersin: *TMJ-Health: Beweglichkeit für Mund und Kiefer. Die Feldenkrais-Methode: Bewußtheit durch Bewegung.* 6 Tonkassetten. Thomas Kirschner, Augsburg 1992.
Obwohl das Thema das Kiefergelenk betrifft, behandelt M. Reese, der einer der führenden amerikanischen Ausbilder ist, konsequent und im Feldenkrais-Stil Bewegungen des ganzen Körpers mit Bezug zu den Kieferbewegungen. Sehr klar strukturiert, einfach nachvollziehbar, aber enorm befreiend für die Kiefergelenke. Hier zeigt sich einer der wichtigen Aspekte der

Feldenkrais-Arbeit: die Verbundenheit aller Körperteile und das konsequente Umsetzen dieser Erkenntnis, selbst bei scheinbar isolierten Problemstellen, wie dem Kiefergelenk, in eine ganzheitliche Körperbehandlung. Bewegungen im Schultergürtel, Nacken, sogar Beckenbewegungen beeinflussen, und das wird in diesen Lektionen sehr deutlich spürbar, die Funktion des Kiefergelenks. Kopfschmerzen und viele Probleme im Schultergürtel/Nackenbereich können damit erfolgreich gelöst werden. Sehr zu empfehlen für Laien und für Fortgeschrittene.

Robert Schleip: *Die Feldenkrais-Methode. Bewußtsein durch Berührung.* 1 Videokassette. Hermann Bauer, Freiburg 1994.
Eine Darstellung der Einzelarbeit – *Funktionale Integration* – in vereinfachter Form.

Robert Schleip: *Der aufrechte Mensch. Übungskurs für eine gelöste Körperhaltung und einen natürlichen Gang.* Buch und 2 Kassetten. Hugendubel, München 1990.
Eine gute Kombination von Buch, Kassetten und Karten. Gute Ideen, auch aus anderen Richtungen, wie der Alexandertechnik, dem Rolfing und der Ideokinese, werden zu leicht nachvollziehbarem Übungs- und Lernmaterial zusammengefaßt. Besonders erwähnenswert: die einzelnen Übungskarten, die man an einem auffälligen Platz aufstellen kann, um sich an spezielle Übungen und Ideen immer wieder zu erinnern.

Beatrice Walterspiel: *Das Abenteuer der Bewegung. Die Feldenkrais-Methode. Lektionen auf Toncassetten.* 2 Toncassetten. Kösel, München 1989.
Einfache und leichte Bewegungsmuster, gut aufgebaut und verständlich geführt. Es wird großer Wert auf das bewußte Ausführen der Bewegung und der Details gelegt. Wegen der einfachen und klar strukturierten Bewegungen auch gut für ältere Menschen geeignet.

David Zemach-Bersin / Mark Reese: *Relaxercise – Gesund und beweglich mit Feldenkrais-Übungen.* 1 CD. Kösel, München 1994.
Die Lektionen aus dem gleichnamigen Buch.

Die wichtigsten Adressen

Die nationalen Feldenkraisverbände können Ihnen Auskunft über Ausbildungen und Weiterbildungen geben und Ihnen in Ihrer Nähe Feldenkraislehrerinnen und -lehrer vermitteln.

Deutschland

Feldenkrais-Gilde e. V.
Asangstraße 144
D – 70329 Stuttgart
Telefon 07 11 / 3 26 04 65

Schweiz

Berufsverband der Feldenkrais-Lehrer Schweiz
Infostelle Zürich
Christina Erni Tank
Dorfstraße 12
CH – 8132 Egg (Zürich)
Telefon 00 41 / 1 / 9 84 01 71

Schweizerischer Feldenkraisverband (SFV)
Rita Koch
Butzenstraße 26
CH – 8910 Affoltern am Albis
Telefon 00 41 / 1 / 7 61 84 95

Österreich

Feldenkrais Verband Österreich
Kajetan Schamesberger
Körblergasse 27
A – 8015 Graz
Telefon 00 43/316/32 60 88

Holland

Gil Timmers
c/o International Academie for Body Therapy
Stationsstraat 48
NL – AW Molenhoek
Telefon 00 31/80/58 29 34
Kontaktadresse für die Ausbildung bei Mia Segal

Dutch Foundation for Qualified
Feldenkrais Practitioners and Education
Präsidentin: Nancy van Eck
Schalkburgerstraat 49b
NL – 3072 HW Rotterdam
Telefon 00 31/10/4 86 12 89

USA/Canada

The Feldenkrais Guild
706, Ellsworth Street
P. O. Box 489
Albany, OR 97321-0143
Telefon 05 03/9 26-08 91

Association Québécoise de Professeur(e)s
de la Méthode Feldenkrais
30. Blv. Saint-Joseph Est Bureau 1022
Montréal, Québéc HZT 1G9, Canada
Telefon 05 14/9 82 61 41

Israel

Israeli Feldenkrais Qualified Practitioners
Association
Präsident: Eli Wadler
P. O. Box 16171
Tel Aviv 61160
Telefon 0 09 72 / 3 / 6 96 86 63

Frankreich

Association des Praticiens de la Méthode
Feldenkrais
17, rue Sebastian Mercier
F – 75015 Paris
Telefon 00 33 / 1 / 45 59 02 47

Bezugsnachweis für Materialien

Für Materialien in englischer Sprache ist die beste
Adresse:
Feldenkrais-Resources
P. O. Box 2067
Berkeley, CA 94702 / USA
Telefon 0 01 / 5 10 / 5 40 76 00
Telefax 0 01 / 5 10 / 5 40 76 83

Weil die Feldenkrais-Materialien als »educational material« anerkannt sind, kann Feldenkrais Resources
zollfrei liefern.

Deutschsprachige Bücher und Kassetten sind über jede
Buchhandlung zu beziehen.

Über den Autor

Rainer Wilhelm, geboren 1954 in Nürnberg, ist in der Schweiz tätig als Physiotherapeut/Krankengymnast und Feldenkraislehrer. Neben der Feldenkrais-Methode ist er in zahlreichen weiteren Heilmethoden ausgebildet (Funktionsanalyse bei Dr. Brügger, Manuelle Therapie, Posturale Integration, NLP, Reiki und Chakra-Arbeit).

Seit über 15 Jahren beschäftigt sich Rainer Wilhelm mit Feldenkrais. Er begann bei Franz Wurm, dem Übersetzer der Feldenkrais-Bücher. Bei Mia Segal, der ersten Assistentin von Moshé Feldenkrais, absolvierte er seine Ausbildung. Er intensivierte seine Kenntnisse bei Yochanan Rywerant, Gaby Yaron und Ruthy Alon, die alle der ersten Generation von Feldenkraislehrerinnen und -lehrern angehören.

Als Feldenkraislehrer bietet er sowohl Gruppenkurse als auch Einzelbehandlungen an.

Für Anregungen, Informationen oder Kritik ist er Ihnen sehr dankbar. Bitte schreiben Sie an

Rehabilitations- und Fortbildungszentrum Kloten
Rainer Wilhelm
Breitistraße 18
CH – 8302 Kloten

Die neue Reihe »… – kurz & praktisch«
im Verlag Hermann Bauer

Helmut Hofmann

Edelsteintherapie – kurz & praktisch

208 Seiten mit 7 Zeichn.; geb.; ISBN 3-7626-1104-1

Genaue Kenntnis der Steine und die Fähigkeit, ihre subtilen Energien heilbringend einzusetzen – Edelsteintherapie erfordert beides. Helmut Hofmann wird jedem Aspekt dieses umfangreichen Gebiets gleich gut gerecht. Klar, fundiert und leicht nachvollziehbar breitet er seine reichhaltige Erfahrung vor uns aus.

Rainer Kakuska

Meditation – kurz & praktisch

204 Seiten mit 15 Zeichn.; geb.; ISBN 3-7626-1103-3

Was ist Meditation? Was bewirkt sie? Finden Sie es heraus! Selten hat es Ihnen ein Buch so leichtgemacht, das volle Spektrum dieser spirituellen Disziplin selbst zu erfahren.
Der Publizist und Psychologe Rainer Kakuska verspricht Ihnen nicht das höhere Bewußtsein oder gar die Erleuchtung – er zeigt Ihnen nur die ersten Schritte auf dem Weg dorthin.

Verlag Hermann Bauer · Freiburg im Breisgau

Die neue Reihe »... – kurz & praktisch«
im Verlag Hermann Bauer

Arie Luijernik/Marian van Staveren

Reiki – kurz & praktisch

170 Seiten mit 26 s/w-Abb.; geb.; ISBN 3-7626-1105-X

Den ersten Teil des Buches widmen die Autoren der Frage, was Reiki ist und wie es wirkt, der Geschichte des Reiki und den unterschiedlichen Graden der Einweihung. Im zweiten Teil geht es um den zweiten Reiki-Grad: Wann ist jemand soweit, darin »eingeweiht« zu werden? Welche Behandlungsmöglichkeiten bieten sich an?
Wegen der praktischen Ausrichtung, der sachlichen Darstellung und der beschriebenen Übungen eignet sich das Buch sowohl für Menschen, die noch keine Erfahrung mit Reiki haben, als auch für diejenigen, die weitere Informationen und Vertiefung suchen.

Verlag Hermann Bauer · Freiburg im Breisgau